R. C. A. Weatherley-White
Plastische Mammachirurgie

422 Einzelabbildungen

Übersetzt von Gisela Kauffmann-Mackh
Mit einem Beitrag über „Juristische Aspekte der Mammachirurgie
– Die Rechtslage in der Bundesrepublik Deutschland –"
von Walther Weissauer

Ferdinand Enke Verlag Stuttgart 1983

Titel der Originalausgabe:
Plastic Surgery of the Female Breast
© 1980 Harper & Row, Publishers, Inc.

R. C. A. Weatherley-White, M.D., F.A.C.S.
Associate Clinical Professor of Surgery (Plastic)
University of Colorado Medical Center
Denver, Colorado

Übersetzer:
Dr. med. Gisela Kauffmann-Mackh
Fachärztin für Chirurgie
Große Horst 27
D-2000 Hamburg 63

Dr. h.c. Walther Weissauer, Ministerialdirigent
Eckerstraße 34
8050 Freising

CIP-Kurztitelaufnahme der Deutschen Bibliothek

Weatherley-White, R. C. A.:
Plastische Mammachirurgie / R. C. A. Weatherley-White.
Übers. von Gisela Kauffmann-Mackh. Mit e. Beitr.
über „Juristische Aspekte der Mammachirurgie
– die Rechtslage in der Bundesrepublik Deutschland" /
von Walther Weissauer. – Stuttgart : Enke, 1983.
    Einheitssacht.: Plastic surgery of the
    female breast ⟨dt.⟩
    ISBN 3-432-93271-5

NE: Weissauer, Walther: Juristische Aspekte
der Mammachirurgie – die Rechtslage in der
Bundesrepublik Deutschland

Alle Rechte, insbesondere das Recht der Vervielfältigung und Verbreitung an der deutschen Ausgabe, vorbehalten. Kein Teil des Werkes darf in irgendeiner Form (durch Fotokopie, Mikrofilm oder ein anderes Verfahren) ohne schriftliche Genehmigung des Verlages reproduziert oder unter Verwendung elektronischer Systeme verarbeitet, vervielfältigt oder verbreitet werden.

© 1983 Ferdinand Enke Verlag, D-7000 Stuttgart 1, P.O.Box 1304 – Printed in Germany

Satz und Druck: Druckhaus Dörr, Inh. Adam Götz, 7140 Ludwigsburg, Filmsatz 9/10 Punkt Times auf Linotype System 5 (202)

Zeichnungen von John Parker

Operationsfotografien von Hasi Vogel

Medizin als Wissenschaft ist ständig im Fluß. Forschung und klinische Erfahrung erweitern unsere Kenntnisse, insbesondere was Behandlung und medikamentöse Therapie anbelangt. Soweit in diesem Werk eine Dosierung oder eine Applikation erwähnt wird, darf der Leser zwar darauf vertrauen, daß Autoren, Herausgeber und Verlag größte Mühe darauf verwandt haben, daß diese Angabe genau dem Wissensstand bei Fertigstellung des Werkes entspricht. Dennoch ist jeder Benutzer aufgefordert, die Beipackzettel der verwendeten Präparate zu prüfen, um in eigener Verantwortung festzustellen, ob die dort gegebene Empfehlung für Dosierungen oder die Beachtung von Kontraindikationen gegenüber der Angabe in diesem Buch abweicht. Eine solche Prüfung ist besonders wichtig bei selten verwendeten Präparaten oder solchen, die neu auf den Markt gebracht worden sind.

Geschützte Warennamen (Warenzeichen®) werden *nicht* besonders kenntlich gemacht. Aus dem Fehlen eines solchen Hinweises kann also nicht geschlossen werden, daß es sich um einen freien Warennamen handelt.

Meiner Frau *Dorian*
für ihren liebevollen Zuspruch und
„her endless cups of early morning tea"

Geleitwort

Einen besseren Zeitpunkt hätte Dr. *Weatherley-White* für die Veröffentlichung seines Buches nicht finden können! Noch vor fünfzehn Jahren hätte man in einer solchen Monographie höchstens einige ziemlich einfache Reduktions- und Aufbauplastiken nur mit freien Haut-, Dermis-Fett- und deepithelisierten Lappen bringen können.

Heute jedoch kann Dr. *Weatherley-White* in diesem Werk eine ganze Reihe von Reduktionstechniken vorstellen. Darüberhinaus hat die von *Cronin* und *Gerow* angegebene, so erfolgreiche Mammaprothese in einem nun schon 15jährigen „Siegeszug" die Aufbauplastik zu einem Standardverfahren gemacht. Und diese Prothese ist inzwischen die Conditio sine qua non für alle Rekonstruktionseingriffe nach Ablatio mammae wegen eines Karzinoms oder wegen einer Praekanzerose geworden. Allgemein steht und fällt ein chirurgischer Atlas mit der Güte seiner Abbildungen, und nicht selten kommt dem Zeichner das Lob zu, das ein Buch auf sich zieht. Ich denke da an die Beiträge von so bekannten medizinischen Zeichnern wie *Mildred Codding, Gertrud Hance, Max Broedel, Daisy Stilwell* und *Leonard Dank* ebenso wie an die Chirurgen, die Verfahren und Text erstellt haben.

Dieser Atlas ist jedoch ganz anders aufgebaut, denn hier ist das fotografische Bild zumindest genau so wichtig wie die künstlerische Zeichnung. Es zeigt das große technische Können des Autors als Voraussetzung für die richtige Auswahl des richtigen Eingriffes.

Neben der anschaulichen Darstellung operativer Techniken hat Dr. *Weatherley-White* vernünftigerweise ein Kapitel über Behandlungsfehler und psychiatrische Probleme bei plastischen Eingriffen an der weiblichen Brust aufgenommen, wichtig für alle diejenigen, die sich auf diesem trügerischen Gebiet der Schönheitschirurgie versuchen möchten.

Hier ist ein Atlas für den plastischen Chirurgen entstanden, gleichzeitig praktisch und aktuell.

Richard Boies Stark, M.D.

Vorwort

Seit undenkbaren Zeiten ist, wie im ersten Kapitel dieses Buches gezeigt wird, die weibliche Brust überall das Symbol für Fraulichkeit, Fruchtbarkeit und weibliche Anziehungskraft. Die Rekonstruktion einer Brust – entstellt durch Krankheit, Mißbildung, Ablatio oder durch die unerbittlichen Zeichen des Alterns – ist eine ungeheure Herausforderung an die plastischen Chirurgen auf der ganzen Welt.

Viele Arbeiten aus der plastischen Chirurgie befassen sich in jedem Jahr mit neuen Verfahren oder mit Modifikationen bereits anerkannter Techniken zur Wiederherstellung der vollkommenen oder zumindest annehmbaren Brust.

Es erschien angebracht, diese Fülle von Informationen in einem einzigen Band zusammenzufassen zum Nutzen der Chirurgen – seien sie nun plastische oder Allgemeinchirurgen oder Gynäkologen –, die vielleicht etwas verwirrt vor der Vielfalt der Erkrankungs- und Behandlungsmöglichkeiten stehen. Es sind zwar eine Reihe von ausgezeichneten Arbeiten (von *Goldwyn, Georgiade* und anderen) erschienen, und dies sind wichtige Beiträge. Es fehlte jedoch noch immer ein Operationsatlas, der dem weniger erfahrenen Chirurgen schrittweise die einzelnen Verfahren nahe bringt.

Die rekonstruktive Chirurgie der Brust ist eine subtile Kunst mit hohen Anforderungen an gewebeschonendes Operieren und ästhetisches Empfinden. Nicht immer sind die Gefahren sofort erkennbar, Fehler werden sowohl bei der Beurteilung als auch bei der Ausführung gemacht. Ich habe versucht, in diesem Buch die wesentlichen Fehler aufzuzeigen – manche davon sind mir selbst unterlaufen – und die Behandlung von meist unvermeidbaren Komplikationen zu beschreiben.

Die eigentliche Absicht dieses Buches ist jedoch die Darstellung der für die plastische Mammachirurgie wesentlichen Techniken. Sie sind in den einzelnen Kapiteln dem Zusammenhang entsprechend aufgeführt. Zeichnungen sind immer sehr wichtig, um frühere Verfahren zu erklären und die einzelnen Schritte in Planung und Ausführung bei den heutigen Methoden deutlich zu machen. Dies geschieht hier durch die ausgezeichneten Arbeiten von *John Parker*.

Aber auch die besten Zeichnungen sind immer ein bißchen zu „perfekt", um die feinen Gewebsunterschiede einzufangen, die der Chirurg bei der Operation „in Wirklichkeit" sieht. Nur die Fotografie des wirklichen, nicht vereinfachten und nicht idealisierten Operationssitus kann dem Chirurgen die technischen Feinheiten nahebringen, wenn er praktische Entscheidungen treffen soll.

Gewöhnlich sind Operationsfotografien, während eines Eingriffs aufgenommen, unübersichtlich, unklar und mit unwesentlichen Einzelheiten behaftet. Glücklicherweise habe ich in *Hasi Vogel* eine besonders begabte Fotografin zur Mitarbeit gewinnen können, die der chirurgischen Fotografie dieselbe klare Linie und Ordnung mitgab, die ihren Ruf auf dem Gebiet der Architektur und Plastik begründete. Meiner Meinung nach unterscheiden die Serien von Operationsfotos diesen Atlas ganz wesentlich von seinen berühmten Vorläufern. Jedes Verfahren wird von der Planung bis zum Endergebnis dargestellt und zeigt in Einzelheiten die hierfür erforderlichen Schritte.

Jedes Kapitel hat den gleichen Aufbau: Historisches, gegenwärtige Verfahren, Behandlung von Komplikationen und Beschreibung der eigenen Methode. Wenn ich im letzten Abschnitt die Arbeit anderer als die meine ausgegeben haben sollte, so bitte ich um Nachsicht. Oft hat man als Autor eine Idee (angeregt durch Vermutungen oder vage Erinnerungen an schon Gesehenes), entwickelt sie weiter, wandelt sie ab, verbessert sie (manchmal), bis man plötzlich etwas ganz Neues geschaffen hat. Das passiert all denen von uns, die wir uns – bewußt oder unbewußt – um ständig bessere Leistungen bemühen.

Außer denen, die dieses Buch unwissentlich beeinflußt haben, möchte ich meinen eigentlichen Mitarbeitern Dr. *David M. Charles,* Dr. *Richard L. Vandenbergh,* Dr. *Dennis M. Mahoney* und Dr. *Richard H. McShane* meinen tiefen Dank für die Beiträge aussprechen. Jeder von ihnen hat das Buch unschätzbar bereichert.

Als Chirurg mit einiger Erfahrung unterliegt man vielen Einflüssen während der beruflichen Laufbahn. Bei mir hat Dr. *Francis Moore, Mosley Professor of Surgery* am Peter Bent Brigham

Hospital die Liebe zur Chirurgie geweckt – bei einem begeisterten, aber noch unentschlossenen Medizinstudenten. Meine wesentlichen Lehrer in plastischer Chirurgie waren Dr. *Richard B. Stark,* früher Leiter der Plastischen Chirurgie im St. Luke's Hospital in New York und der verstorbene *C. R. McLaughlin,* F.R.C.S.(E.), beratender Chirurg am Queen Victoria Hospital in East Grinstead in England. Ich habe beide sicher durch meine endlosen Fragen manchmal verrückt gemacht, aber beide waren großzügig und tolerant und haben ihrem Schüler mit viel Geduld die Grundzüge von Taktik und Technik vermittelt.

Danksagen möchte ich auch meinen älteren Kollegen aus der Allgemeinchirurgie Dr. *Henry Swan,* Dr. *William Waddell,* Dr. *Tom Starzl* und Dr. *Ben Eiseman,* die alle auf verschiedene Weise meine manchmal kläglichen Versuche unterstützt haben, die plastische Chirurgie in Colorado aufzubauen, und die dieses Buch wohlwollend gefördert haben.

Zum Schluß gehört mein tiefempfundener Dank meinen Patientinnen, die genügend Vertrauen und Zuversicht aufbrachten, um mir die Entwicklung der hier beschriebenen Techniken zu ermöglichen.

R. C. A. Weatherley-White

Inhalt

1. Anatomie der weiblichen Brust (*David M. Charles*) 1
2. Mamma-Augmentationsplastik 15
3. Mamma-Reduktionsplastik 48
4. Korrektureingriffe bei Ptose und Asymmetrie der Brust 87
5. Behandlung der Mastopathia chronica cystica 122
6. Rekonstruktion nach radikaler Mastektomie (mit *David M. Charles* und *Richard H. McShane*) 143
7. Psychiatrische und juristische Aspekte bei Eingriffen an der Mamma 177
   - 7.1 Psychosoziale Probleme bei Augmentation und Mastektomie (*Richard L. Vandenbergh*) 177
   - 7.2 Juristische Probleme der Mammachirurgie (*Dennis M. Mahoney*) 187
   - 7.3 Juristische Aspekte der Mammachirurgie – Die Rechtslage in der Bundesrepublik Deutschland – (*Walther Weissauer*) 192

Stichwortverzeichnis 199

1. Anatomie der weiblichen Brust

DAVID M. CHARLES

Die weibliche Brust ist das Symbol für Weiblichkeit schlechthin; ihre Spuren kann man in Mythologie und Kunst verfolgen von den frühesten Höhlenzeichnungen durch jedes Zeitalter bis zur Neuzeit und bis auf die Titelblätter der Boulevardpresse. Die Milchproduktion der Brust zur Ernährung der Jungen ist ein wesentliches Merkmal der Spezies der Säugetiere, zu denen der Homo sapiens gehört. Die Brust ist bei Männern und Frauen, Knaben und Mädchen gleich und unterscheidet sich lediglich in der Größe bei der reifen Frau.

Abgesehen von der Stillfunktion hat die Brust eine wesentliche Bedeutung als psychosexuelles Symbol bekommen, und der Verlust einer Brust bedeutet für eine Frau psychologisch Ähnliches wie die Kastration beim Mann. Die Brust ist das klassische Bindeglied zwischen Mutter und Kind und für das Kind der erste Weg zur Erforschung seiner Umwelt. Sie vermittelt dem Kind Wärme, Behaglichkeit und Geborgenheit und festigt das Band zwischen Mutter und Kind.

Männer sind immer fasziniert beim Anblick einer Brust; zuerst als wesentlicher Punkt sexueller Annäherung und später oft als erste Möglichkeit für körperliche Nähe beim Beginn sexueller Beziehungen. Frauen entsprechen gern den gesellschaftlichen Idealvorstellungen und möchten gern, daß ihre Brust in Form und Größe den jeweiligen Modeidealen möglichst nahekommt. Die flachbrüstigen Vogelscheuchen der zwanziger Jahre und die Unisex-Mode der sechziger Jahre waren nur kurzlebige Zwischenspiele der Mode.

Wir sind wirklich eine „mammarisierte" Gesellschaft.

Embryologie

Die menschliche Brust entwickelt sich aus dem pektoralen Anteil der Milchleiste, einer ektodermalen Verdickung, die von der Axilla über die Brust und das Abdomen bis zur Vulva und den medialen Partien am Ansatz des Oberschenkels reicht.[1]

Die Milchleiste entwickelt sich während der sechsten Embryonalwoche, und etwa um die neunte Woche bleibt nur noch der pektorale Anteil übrig. Die Mamillenknospe bildet sich aus einer Anhäufung von Basalzellen, zu denen später Plattenepithel hinzukommt, das in die Tiefe einsproßt, um die Milchgänge zu bilden (Abb. 1.1).

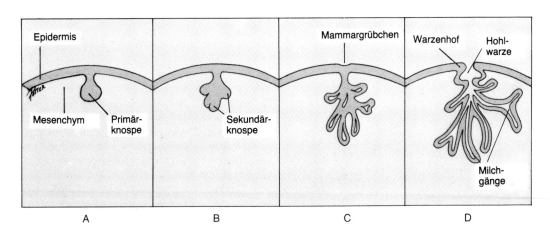

Abb. 1.1 Entwicklung der Brustwarze
A Epidermisverdickung und Entstehen einer primären Knospe, die in das Mesenchym einwächst
B Entstehung von soliden Sekundärknospen
C Entstehung des Mammargrübchens und Vakuolisierung der Knospen, woraus dann Gänge mit Epithelauskleidung werden
D Proliferation der Milchgänge. Bildung der Areola. Zunächst Inversion der Mamille

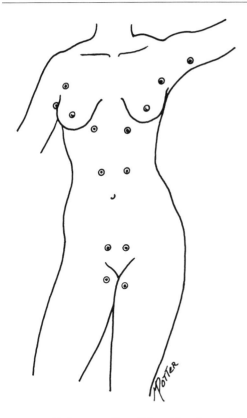

Abb. 1.2 Vorkommen überzähliger Mamillen entlang der Milchleiste. Von der Leiste bis zur Axilla und zur Innenseite des Oberarmes können ektopische Mamillen mit oder ohne Drüsengewebe auftreten. Sie können Milch produzieren und auch karzinomatös entarten

Ausgehend von dieser epithelialen Leiste wachsen ca. 15 bis 20 solide epitheliale Zellstränge in das darunterliegende Mesenchym ein.

Vor der Pubertät besteht die Brustdrüse aus einfachen epithelialen Gängen, die sich später erweitern und Alveolen für die eventuelle Milchproduktion bilden.

Normalerweise entwickelt sich die Brust paarig in der Regio pectoralis. Gelegentlich sieht man akzessorische Mamillen, manchmal in Verbindung mit Drüsengewebe in ektopischen Lagen entlang der Milchleiste (Abb. 1.2). Ektopisches Drüsengewebe kann sich in der Schwangerschaft vergrößern[22] und kann alle Erkrankungen durchmachen, die man in einer normalen Brust beobachtet.[32] Ein Mammakarzinom kann auch in einer ektopischen Drüse auftreten und dort schwer zu diagnostizieren sein; meist wird es erst erkannt, wenn ein Knoten aus dem Bereich der Milchleiste biopsiert und histologisch untersucht wird.[29]

Topographische Anatomie der Brust

Die Brust liegt anterolateral auf der Thoraxwand und erstreckt sich vom Sternum bis zur vorderen Axillarlinie und von der zweiten bis zur sechsten Rippe (Abb. 1.3). Die weibliche Brust ist nahezu halbkugelig mit einer runden Basis, einer abgeflachten Rückseite und einer konvexen Oberfläche. Nach lateral und oben hat sie einen axillären Anteil (tail = Schwanz nach *Spence*), der durch eine Lücke in der Axillarfaszie (Foramen nach *Lange*) bis in die Axilla reicht.

Beziehungen zwischen Brust und umgebender Muskulatur

Ungefähr zwei Drittel der Brust liegen auf dem M. pectoralis maior. Der M. pectoralis minor liegt vollständig darunter. Der inferolaterale Anteil befindet sich auf den unteren Zacken des M. serratus anterior und der inferiomediale auf den Mm. obliquus externus und rectus abdominis. Diese Muskeln sind von der tiefen Faszie bedeckt, mit der die Mamma durch lockeres Bindegewebe verbunden ist, das den potentiellen retromammären Raum auskleidet.

Größenverhältnisse und ästhetische Gesichtspunkte

Penn[24] hat versucht, gewisse Standardmaße für Form und Größe der Brust zu erarbeiten. Messungen an zwanzig Modellen mit ästhetisch vollkommenen Brüsten haben innerhalb bestimmter Grenzen nur ganz geringe Abweichungen ergeben, wobei diese Maße erstaunlicherweise unabhängig von Körpergröße und -gewicht waren. Im Durchschnitt findet man ein gleichseitiges Dreieck zwischen Jugulum und Mamillen und einem Abstand von 21 cm zwischen beiden Mamillen. *Spratt*[30] fand einen mittleren Längsdurchmesser von 10 bis 12 cm. Das Gewicht der nicht laktierenden Mamma beträgt 150 bis 200 Gramm.

Die Brust fühlt sich weich an, weil das enthaltene Fett halbflüssig ist. Die Körperhaltung im Verhältnis zur Schwerkraft beeinflußt die Form der Brust. In Rückenlage flachen sich die Mammae ab und verlagern sich über die laterale Thoraxwand zur Axilla hin.

Im Stehen sackt die Brust ein wenig nach unten ab, was ihr im Profil die fließenden Übergänge von einer konkaven in eine konvexe Kontur gibt

Größenverhältnisse und ästhetische Gesichtspunkte

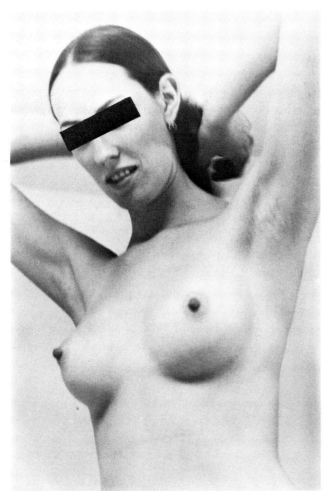

Abb. 1.3 Topographie der reifen weiblichen Brust. Die Brust befindet sich im anterolateralen Bereich der Brustwand. Das enthaltene Fett ist halbflüssig. Lage und Form der Brust werden durch die Schwerkraft beeinflußt

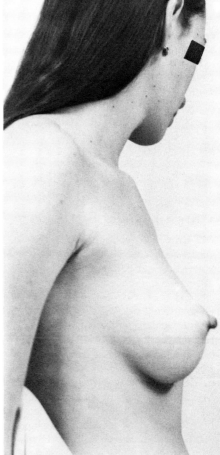

Abb. 1.4 Seitenansicht der weiblichen Brust. Die klassische fließende Linie in aufrechter Haltung

(Abb. 1.4). Im Profil erscheint die obere Hälfte konkav, die untere konvex. Brustwarze und Warzenvorhof liegen fast im Zentrum der Brust und bilden ebenfalls zwei konvexe Linien.

Das Gangsystem der Mamma

Der drüsige Anteil der Brust besteht aus sekretorischen Acini, von denen mehrere ein Läppchen bilden. Aus mehreren Läppchen entsteht dann ein Lappen. 15 bis 20 dieser Lappen sind radiär angeordnet und münden zentripetal in die Ductus lactiferi. Diese Gänge erweitern sich unterhalb der Areola zu sogenannten Sinus, verengen sich beim Durchtritt durch die Mamille und tragen dabei an ihrer Spitze ein kleines Orificium. Das Interstitium zwischen den tubulo-glandulären Anteilen wird von Fett ausgefüllt.

Hicken[12] untersuchte die Verzweigungen der Ductus lactiferi im anterolateralen Anteil der Brustwand sehr sorgfältig (Abb. 1.5). In 95% der Fälle reichten die Gänge bis in die Axilla und verliefen dann mit dem Plexus brachialis und den Axillargefäßen bis in die Tiefe der Axilla. In 15% fand man Gänge im Epigastrium. Gewöhnlich kreuzen die Gänge auch die Mittellinie der Thoraxwand. Brustdrüsengewebe findet man auch direkt unter der Haut und unter der tiefen Muskelfaszie. *Goldman* und *Goldwyn*[8] haben darauf hingewiesen, daß die Drüse bei der subkutanen Mastektomie nur unvollständig entfernt werden kann. Vor kurzem hat *Krook*[14] bei verschiedenen mammografischen Bildern eine signifikant unterschiedliche Erkrankungsquote an Brustkrebs beschrieben.

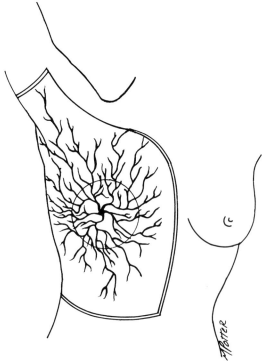

Abb. 1.5 Die ausgedehnten Verzweigungen der Milchgänge. Die Gänge ziehen bis zum medialen Anteil des Oberarmes, bis zur Mittellinie und bis zum Epigastrium. Zeichnung nach mammographischen Untersuchungen. (Aus *Hicken, N. F.*: Mastektomie. Eine klinisch-pathologische Untersuchung über die Frage, warum die meisten subkutanen Mastektomien unvollständig sind. Arch. Surg. 40:6, 1940)

Die Faszien der Brust

Die Brust wird vollständig von der oberflächlichen Faszie bedeckt.[30] Das Drüsengewebe liegt innerhalb einer Fettgewebsschicht, die sich nach abdominal hin in die Faszia abdominalis superficialis (Faszie nach *Camper*) und nach zervikal ebenfalls in die oberflächliche Faszie fortsetzt. An der Rückseite der Brust findet sich straffes Fasergewebe. Lockeres Bindegewebe füllt den potentiellen retromammären Raum zwischen der Mamma und ihrer Hüllfaszie und der tiefen Faszie der Brustmuskulatur aus. Die Faszie auf dem M. pectoralis maior ist in Sternummitte und oben an der Clavicula fixiert.[17] Seitlich und nach unten reicht sie dann bis auf den Thorax und bis in die Axilla. Gerade dieser Teil der Faszie wird von dem Processus axillaris der Mamma durchdrun-

gen. Dies gibt den Axillargefäßen Schutz, indem so eine Gefäßscheide gebildet wird. Die Faszie bedeckt dann den M. serratus anterior und ist mit ihm fest verbunden. Der zugehörige Nerv, N. thoracicus longus (genannt nach *Bell*), liegt direkt auf dieser Faszie. Bei Verletzungen dieses Nerven kann die Scapula nicht mehr am Thorax fixiert werden, was auch als „Scapula alata" bezeichnet wird. Die Faszie am unteren Rand des M. pectoralis maior setzt sich in die Hüllfaszie des M. pectoralis minor fort und spaltet sich weiter oben, um den M. subclavius zu umhüllen. Dieser Teil zwischen der Clavicula und dem M. pectoralis minor wird auch als Fascia coracocleidopectoralis bezeichnet. Sie bildet gleichzeitig den Schutz für die darunter liegenden Axillargefäße[17]. Nach medial geht die Faszie über in die Faszien des ersten und zweiten Interkostalraumes, und lateral endet sie am Coracoid. Unter dem M. pectoralis minor verläuft ein Faszien-

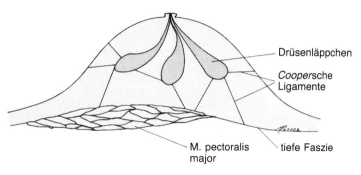

Abb. 1.6 Schematische Darstellung der *Cooper*schen Ligamente. Die Bänder halten die fünfzehn bis zwanzig Drüsenlappen der Mamma im umgebenden Fettgewebe. Sie inserieren an den Lappen, an der Haut und an der tiefen Faszie

band, bekannt als *Langer*scher Achselbogen oder als Ligamentum suspensorium axillae, welches sich nach unten fortsetzt und mit der Axillarfaszie verschmilzt. Die Fascia coracocleidopectoralis wird durchbrochen von der A. thoracoacromialis, der Vena cephalica und den Rami pectorales laterales.

Die Cooperschen Ligamente

Das Gerüst aus Faszienbändern, die Ligamenta Cooperi, durchziehen die Drüse, grenzen dadurch die Läppchen voneinander ab, halten sie in ihrer Position und fixieren so die Haut auf der Fascia pectoralis (Abb. 1.6). Wenn ein Karzinom diese Bänder erfaßt, schrumpfen sie und bewirken damit die typischen Hautveränderungen. Dieselben Bänder fixieren die Haut so auf dem malignen Prozeß, daß sie darüber nicht mehr verschieblich ist. Wenn der Tumor darüberhinaus entlang dieser Bänder in die Tiefe wächst, tastet man einen fixierten Knoten in der Brust.[16] Verlieren diese Bänder ihren Tonus, wie z. B. bei Gravidität und Laktation, dann entsteht eine Ptose der Brust.

Die Brustwarze und der Warzenvorhof

Die Lage der Mamille ist nicht konstant und hängt ab von der Körperhaltung und der Elastizität der Brust. Gewöhnlich befindet sie sich in Höhe des vierten Interkostalraumes. Warze und Vorhof sind bei Frauen und Männern, bei Mädchen und Knaben vom Aufbau her identisch, sie unterscheiden sich aber in ihrer Größe.[20]

Die Epidermis von Mamille und Areola hat tiefe Hautpapillen und ein verzweigtes Netz von Papillarleisten (Abb. 1.7). Vermutlich wird dadurch die Mamille vor Austrocknung und Verletzung während des Stillens geschützt.

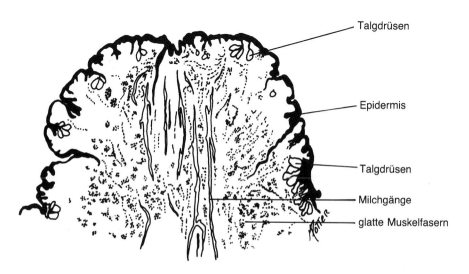

Abb. 1.7 Schnitt durch die Mamille. Die Epidermis hat lange Papillen, ist nicht behaart und stark pigmentiert. Talgdrüsen finden sich nahe der Spitze und auf den Seiten der Mamille

Die Oberfläche von Mamille und Areola ist unbehaart und dunkel pigmentiert wegen der vielen Melanozyten in Haut, Gangsystem und Talgdrüsen.

Die 15 bis 20 Milchgänge münden an der Spitze der Warze. Dazwischen liegen große Talgdrüsenverbände, deren Ausführungsgänge sowohl an der Spitze der Mamille als auch an ihrer Seite und direkt in die Milchgänge münden. Das ausgedehnte Kapillarsystem bringt genügend Blut bis direkt unter die Haut und verleiht der Mamille ihre rosa Farbe.

Ein gut entwickeltes elastisches Fasernetz verläuft parallel zu den Milchgängen und um die Warze und den Vorhof herum. Die Kontraktion der glatten Muskulatur verkleinert die Oberfläche und bewirkt dadurch die Erektion der Mamille. Vor ihrer Mündung sind die Milchgänge in glatte Muskulatur eingebettet, was ungefähr einem M. sphincter entspricht[7].

Die Pigmentierung von Mamille und Areola unterliegt Schwankungen. Schon bei der Geburt werden die Melanozyten durch ein Steroid stimuliert[6]. Dies geschieht erneut in der Gravidität, wenn die hell-rosa Mamille schon während des zweiten Monats der ersten Schwangerschaft dunkelbraun wird und ihre ursprüngliche Farbe niemals wiederbekommt. Außerdem nimmt die Pigmentation von Schwangerschaft zu Schwangerschaft und auch nach dem sechsten Lebensjahrzehnt zu. Die Areola enthält große Schweiß- und Talgdrüsen, in der Regel ohne Haare.

Sie ist nicht so kompliziert gebaut wie die Mamille. Ihre Struktur ähnelt sowohl der der Warze (ähnlich der Handinnenfläche) als auch der der umgebenden Haut der Mamma (ähnlich der übrigen Körperhaut). Wenige Haarfollikel finden sich am Rand der Areola.

1856[1] hat *Montgomery* weiche Papeln in der weiblichen Areola beschrieben, die er für Talgdrüsen hielt. Inzwischen hat man oft über ihre Funktion diskutiert, und *Giacometti*[7] hat sie als akzessorische Milchdrüsen angesehen. *Ackerman*[1] hat schließlich die Auffassung von *Montgomery* bestätigt, daß es sich um Talgdrüsen handele.

Montagna[20, 21] hat sich ausführlich mit den *Montgomery*schen Knötchen in der Areola befaßt. Sechs bis zehn dieser Knötchen sind unregelmäßig auf den inneren zwei Dritteln der Areola verteilt. Jedes besteht aus drei bis sechs *Montgomery*schen Gängen jeweils zusammen mit ein oder zwei Talgdrüsen, die in diese Gänge münden. *Montagna*[21] hält die *Montgomery*schen Knötchen für ähnliche Gebilde wie die größeren Gänge und Drüsen und für einen wichtigen Bestandteil des Drüsenapparates.

Die Nervenversorgung der weiblichen Brust

Die chirurgische Anatomie der Innervation der Mamma ist wichtig sowohl für die Planung einer Reduktions- als auch einer Aufbauplastik. Zur Erhaltung von Sensibilität und Erregbarkeit versucht der Chirurg, die Nerven zu schonen. Die Mamille wird im wesentlichen von den Rami cutanei anteriores und laterales des 4. Interkostalnerven versorgt. Überlappend beteiligen sich auch der dritte und der fünfte Interkostalnerv.[31] Der übrige Teil der Brust wird von lateralen Ästen des vorderen Hautastes und von den anterioren Ästen des lateralen Hautastes des dritten und sechsten Interkostalnerven versorgt.

Die Nerven verlaufen direkt auf der Faszie des M. pectoralis maior, bevor sie durch den Drüsenkörper bis zur Mamille gelangen (Abb. 1.8). Die Nn. supraclaviculares (aus dem Plexus cervicalis) versorgen den oberen Anteil der Mamma, der N. intercostobrachialis und der dritte und vierte laterale Hautast versorgen den Processus axillaris.

Die Verteilung der sensiblen Nervenendigungen in der Haut der Mamma ist fast normal. Im Gegensatz dazu findet man sie in der Haut der Areola und der Mamille nur selten[18]. Nur die Spitze der Mamille hat nachweisbare Endorgane[19], ebenso die Mündungen der Milchgänge, die Sinus und die *Montgomery*schen Knötchen. Vermutlich sind sie Rezeptor und efferenter Schenkel für die neurosekretorische Steuerung der Laktation.

Die neuralen Elemente der Mamille liegen in ihrem Zentrum und verlaufen zusammen mit den Milchgängen zu ihrer Spitze. Die Wurzeln des Haarflaums und die glatten Muskelfasern sind ebenfalls reich mit Nerven versorgt.

Miller[18] hat die spärliche Versorgung der Mamille und der Areola mit Nervenendigungen nachgewiesen, womit vermutlich auch der Mangel an Oberflächensensibilität erklärt werden kann. Das steht im Gegensatz zu der weit verbreiteten Meinung, daß die Mamille mit der Areola zu den hochempfindlichen erogenen Zonen gehört.

Courtiss und *Goldwyn*[4] haben die Sensibilität der Brust bei vielen Patientinnen prä- und postoperativ untersucht. Sie benutzten ein Gerät, das ver-

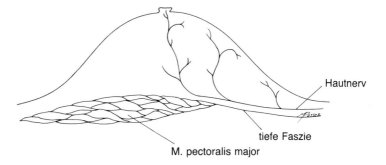

Abb. 1.8 Schematische Darstellung der Nervenversorgung von Brust und Mamille. Die Hautnerven verlaufen zunächst direkt auf der tiefen Faszie, bevor sie zur Haut ziehen

schieden starke Stromstöße abgab und bei der Patientin bei einem gewissen Schwellenwert das Gefühl erzeugte, sie habe sich verbrannt, Hierbei war die Areola am empfindlichsten und die Mamille am wenigsten empfindlich. Die Haut der Brust lag zwischen diesen beiden Extremen. Postoperativ nahm die Sensibilität mit der Größe des Eingriffs ab.

Die Gefäßversorgung der Brust

Das Ergebnis vieler Brustoperationen hängt von der genauen Kenntnis der Gefäßversorgung ab. Doch noch immer scheint man sich hierüber nicht einig zu sein. *Sir Ashley Cooper* hat seine klassische Arbeit über die Anatomie der Brust schon 1840 veröffentlicht. Seither haben weitere Autoren Beiträge zu diesem Thema geleistet: *Manchot* 1889[15], *Kaufman*[15] 1933, *Salmon*[28] 1939, *Maliniac*[15] 1943 und *Cunningham*[5] 1977.

Die Brust wird im wesentlichen von der A. subclavia versorgt, deren Ast die A. mammaria interna und deren Fortsetzung die A. axillaris ist[5]. Daneben gibt es noch kleinere Zuflüsse aus den Rami mammarii der Aa. intercostales posteriores, die direkt aus der Aorta kommen.

Die Arteria mammaria lateralis

Die klassische Bezeichnung für die wichtigste Arterie der Mamma ist **A. thoracica lateralis.** Man hat sie auch die **äußere Hauptarterie der Brust** genannt. Die echte A. thoracica lateralis variiert in Größe und Verlauf und fehlt häufig ganz. Wenn sie vorhanden ist, verläuft sie über den Processus axillaris der Mamma mit einem Durchmesser von 1–2 mm im subkutanen Fettgewebe in einer Tiefe von 10–25 mm (Abb. 1.9). Sie versorgt die Mamma und endet mit anderen Aa. mammariae in einem Plexus, der sich im Drüsenkörper verzweigt und sich dann radiär zur Mamille hin konzentriert. Die A. mammaria lateralis entspringt als Zweig der A. thoracica lateralis oder direkt aus der A. axillaris, seltener aus der A. thoracoacromialis oder aus der A. subscapularis.

Die Arteriae mammariae anteriores mediales

Die Rami perforantes der A. mammaria interna verlassen den Thorax durch die mediale Begrenzung der Interkostalräume in Begleitung der Rami cutanei anteriores der Interkostalnerven (Abb. 1.10). Sie ziehen durch die Interkostalräume 1–4 und teilen sich in einen Hautast und einen Ramus mammarius. Meistens gibt es auf jeder Seite nur diese beiden Aa. mammariae anteriores mediales. Der Durchmesser dieser Arterien entspricht dem der Aa. mammariae laterales in einer Tiefe von 5 bis 15 mm. Sie münden in den Arterienplexus der Mamma.

Die Arteriae mammariae posteriores mediales

Diese Gefäße wurden von *Salmon*[28] erwähnt und von *Cunningham*[5] beschrieben (Abb. 1.11). Sie sind Äste der A. mammaria interna. Sie durchbohren die Interkostalräume, durchdringen den M. pectoralis maior und ziehen auf dessen Oberfläche in gewundenem Verlauf bis in den retromammären Raum. Sie gelangen von hinten in den Drüsenkörper und verbinden sich dort mit anderen Gefäßen.

Weniger wichtige Arterien

Der pektorale Ast der A. thoracoacromialis verläuft zwischen den Mm. pectorales maior und minor. Zusammen mit Venen und Lymphgefäßen zieht er durch den M. pectoralis und versorgt von hinten die Brust. Rami mammarii der Aa. intercostales posteriores aus der Aorta kommen aus der vierten oder fünften Interkostalarterie und erreichen die Mamma über den retromammären Raum.

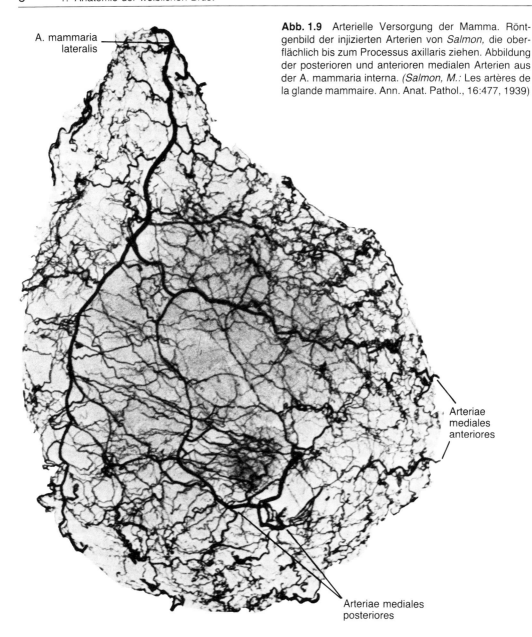

Abb. 1.9 Arterielle Versorgung der Mamma. Röntgenbild der injizierten Arterien von *Salmon,* die oberflächlich bis zum Processus axillaris ziehen. Abbildung der posterioren und anterioren medialen Arterien aus der A. mammaria interna. *(Salmon, M.:* Les artères de la glande mammaire. Ann. Anat. Pathol., 16:477, 1939)

A. mammaria lateralis

Arteriae mediales anteriores

Arteriae mediales posteriores

Die arteriellen Geflechte (Plexus nach Salmon)

Die zuvor beschriebenen Arterien münden in einen im subkutanen Fettgewebe gelegenen Plexus. Von den oberflächlichen und tiefen Anteilen dieses Plexus ziehen Äste zur Basis der Mamille und zur Areola, weswegen dieses Gebiet besonders gut gefäßversorgt ist. *Maligniac*[15] hat drei verschiedene Plexus beschrieben: einen zirkulären Typ, einen Schlingenplexus und einen radiären Typ. Er hielt dies für wichtig, weil seiner Meinung nach Nekrosen der zentralen Anteile der Brust seltener bei einem zirkulären Plexus auftreten, den er in 70–74% der Fälle fand. Der Schlingentyp, in 20%, und der radiäre Plexus, in 6%, waren häufiger an zentralen Nekrosen beteiligt. Unter der Areola wird das Subkutangewebe sehr dünn und verschwindet zum Teil ganz, so daß die Areola direkten Kontakt mit dem Gefäßplexus hat.

Die Gefäßversorgung der Brust 9

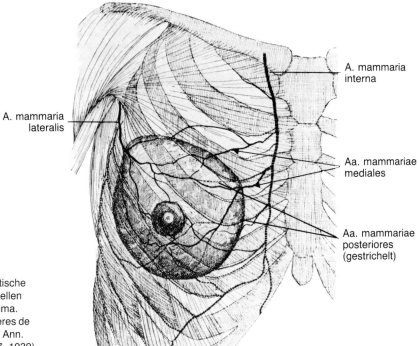

Abb. 1.10 Schematische Darstellung der arteriellen Versorgung der Mamma. *(Salmon, M.:* Les artères de la glande mammaire. Ann. Anat. Pathol., 16:477, 1939)

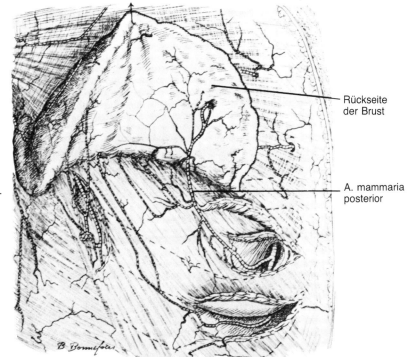

Abb. 1.11 Die Aa. mammariae posteriores mediales. Das Präparat von *Salmon* zeigt die nach oben geschlagene Brust mit diesen aus der A. mammaria interna stammenden Gefäßen, die durch den Interkostalmuskel über den retromammären Raum in die tieferen Anteile der Mamma gelangen. *(Salmon, M.:* Les artères de la glande mammaire. Ann. Anat. Pathol. 16:477, 1939)

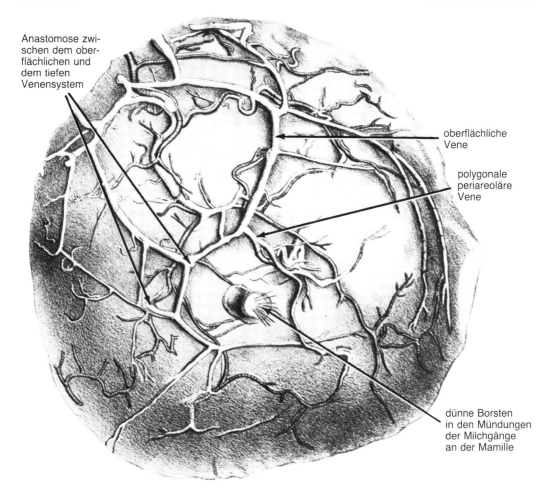

Abb. 1.12 Die oberflächlichen venösen Abflüsse der Mamma. Auf der Abbildung einer laktierenden Mamma von *Sir Ashley Cooper* sind die Milchgänge mit dünnen Borsten markiert. Die oberflächlichen Venen sind hell gefärbt. Die periareoläre venöse Anastomose ist in ihrer Form polygonal. *(Cooper, A.:* Anatomie und Erkrankungen der Brust. Philadelphia, Lea & Blanchard, 1845)

Die venösen Abflüsse der Brust

Der venöse Abfluß variiert sehr stark, und die Venen folgen nicht unbedingt der arteriellen Versorgung. Auch ist der venöse Abfluß nicht symmetrisch. Es gibt ein oberflächliches und ein tiefes Venensystem (Abb. 1.12). Einzelne Venen münden direkt in die Vena jugularis externa. Die oberflächlichen Venen kann man meist mit dem bloßen Auge erkennen, besonders dann, wenn sie in der Schwangerschaft vergrößert sind. Der Abfluß erfolgt von den oberflächlichen Venen in das tiefe System und von dort in die Vv. mammaria interna, axillaris und cephalica. Ein subareolär gelegener Plexus mit radiär angeordneten Venen gibt sein Blut in eine periareoläre Vene ab, die in ihrer Form polygonal ist und das wesentliche Bindeglied zwischen dem oberflächlichen und dem tiefen Venensystem zu sein scheint. Man hat zwei verschiedene venöse Abflußwege beschrieben, aber ihre Existenz ist zweifelhaft. Ein transversal gerichteter Abfluß zieht in Richtung Sternum, ein longitudinal angeordneter fließt zum Hals ab.

Daraus ergibt sich, daß das vertebrale Venensystem das Auftreten von Brustkrebsmetastasen in diesem venösen Abflußgebiet erklären könnte. *Batson*[2] ist der Meinung, daß die Karzinomzellen die Kapillaren der Lunge durch dieses System „kurzschließen", das von den mammären Zuflüssen der Vv. intercostales posteriores gebildet wird und dann in den vertebralen Plexus abfließt. Sie gelangen schließlich in ein efferentes Venensystem, das mit den Stellen in Verbindung steht, an denen in Kopf und Extremitäten häufig Krebszellen gefunden werden.

Tabelle 1.1 Prozentuale Beteiligung am Lymphabfluß aus verschiedenen Regionen der Mamma

Ort der Injektion von Au[198]	Lymphknoten			
	axillär %	entlang der A. mamm. int. %	supraclaviculär %	andere %
Oberer innerer Quadrant	94	62	6	8
Unterer innerer Quadrant	68	86	2	6
Oberer äußerer Quadrant	98	36	4	0
Unterer äußerer Quadrant	90	64	4	12
Subareolärer Bereich	100	20	0	2

Vendrell-Torné, J., Setoain-Quinquer, J. und *Doménech-Torné, F. M.:* Untersuchungen über den normalen Lymphabfluß der Mamma unter Verwendung radioaktiver Isotope. J. Nucl. Med. 13: 801, 1972

Der Lymphabfluß der Brust

Die Bedeutung des Lymphabflusses liegt in der Ausbreitungsmöglichkeit von Karzinomen. Die Anatomie der Lymphknoten ist sowohl für die chirurgische als auch für die radiologische Behandlung von Brustkrebspatienten wichtig.

Der Lymphabfluß ähnelt dem anderer Körperpartien. Die Lymphgefäße verlaufen zusammen mit den Blutgefäßen. Die meiste Lymphe fließt entlang der lateralen Gefäße in die axilläre und die supraklavikuläre Lymphknotenkette.

Das Hauptlymphgefäß

Die Lymphgefäße kommen aus der Umgebung der Läppchen und verlaufen durch die tiefergelegenen Partien der Mamma bis zur Axilla (Abb. 1.13). Sie ziehen mit dem Prozessus axillaris in die Axilla und nehmen dort auch Zuflüsse vom Arm auf. Die wesentlichen Lymphgefäße der Mamma verlaufen parallel der A. und V. thoracica lateralis und münden in die vordere Gruppe der axillären Lymphknoten. Vereinzelt ziehen auch Lymphgefäße entlang der Vena subscapularis bis zu der posterioren Gruppe. Von dort fließt die Lymphe in zentrale und apikale Lymphknotengruppen vor und unterhalb der Vena axillaris.[33] *Hultborn*[13] zeigte an Untersuchungen mit radioaktivem kolloidalem Gold (Au[198]), daß alle Lymphknoten in der Axilla unabhängig vom Ort der Injektion Radiogold gespeichert hatten. Das betraf alle vier Quadranten, zentrale und subareoläre Anteile ebenso wie die medialen Partien.

Die Lymphknoten entlang der A. mammaria interna

Handley und *Thackray*[10] haben die Anatomie dieser Lymphknotenkette beschrieben. Diese Lymphknoten erhalten die Lymphe vornehmlich aus den medialen Partien der Brust, aber auch aus allen anderen Regionen der Mamma. Lymphatische Zuflüsse erreichen diese Kette dadurch, daß sie die Interkostalmuskeln meist im Bereich der vorderen perforierenden Arterienäste durchziehen. Die Lymphknoten liegen hinter den Interkostalmuskeln und sind sowohl in Lage als auch Anzahl nicht konstant. Die Kette beginnt im sechsten Interkostalraum, drainiert hier den Bereich von Zwerchfell und Leber und endet hinter dem sternalen Kopf des M. sternocleidomastoideus in einem Lymphknoten, der direkt mit den großen Venen in Verbindung steht. Häufig findet man Lymphknoten im zweiten Interkostalraum, seltener im ersten und dritten. Diese Gefäße erhalten auch Lymphe aus Begleitgefäßen der lateralen perforierenden Äste der oberen Interkostalgefäße. Kleinere posteriore interkostale Knoten findet man auch in den oberen drei oder vier Interkostalräumen. Diese dorsalen Lymphknoten liegen hinter dem Rippenhals nahe der Wirbelsäule[33]. Diese perforierenden Lymphgefäße bilden theoretisch eine Verbindung zwischen dem Lymphabfluß über die A. mammaria interna und über die Axilla.

Die perforierenden Lymphgefäße gehen von der pektoralen Oberfläche der Mamma aus, durchdringen den M. pectoralis maior bis hin zu Gefäßen, die zwischen den Mm. pectoralis maior und minor liegen. Sie münden dann in die axillären und internen Lymphknoten. Durch den M. pectoralis minor zieht kein Lymphgefäß.

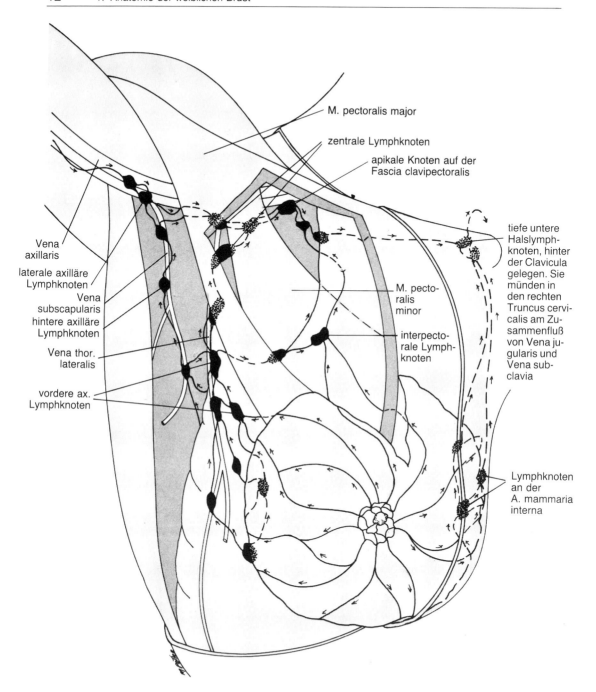

Abb. 1.13 Die wichtigsten Lymphabflüsse. Der größte Teil der Lymphe fließt über den Processus axillaris der Brust in die vordere und dann in die apikale Lymphknotengruppe

Der tiefe Faszienplexus

Die frühere Theorie der Kommunikation von Lymphgefäßen der Mamma mit feinen Plexus in der Faszie kann nicht mehr aufrechterhalten werden. Es gibt jedoch einige wenige Lymphgefäße, die den retromammären Raum kreuzen und dann in den M. pectoralis oder in den Interkostalraum ziehen.

Die subkutanen Lymphgefäße

Es gibt einen lymphatischen Plexus, der sich von dem anderer Körperregionen nicht unterscheidet. Er liegt in der gleichen Ebene wie der oberflächliche Venenplexus der Brust und reicht auch bis zur angrenzenden Haut. Es ist nicht auszuschließen, daß sich Karzinome bis in diesen Bereich ausbreiten, weswegen bei einer Resektion ein breiter Hautrand mit entfernt werden sollte.

Der subareoläre Plexus (nach Sappey)

1885 hat *Sappey* diesen Plexus beschrieben, von dem er meinte, daß er das Läppchensystem drainieren würde. Das subkutane Netz in diesem Gebiet steht zwar mit den Lymphgefäßen um die Milchgänge herum in Verbindung, stellt jedoch keine wesentliche Station im Lymphabfluß der Mamma dar.[33]

Abflüsse zur Gegenseite

Normalerweise gibt es keinen wesentlichen Lymphabfluß in die gegenüberliegende Axilla oder die Kette entlang der A. mammaria interna.[33] *Vendrell-Torné*[34] fand nur bei zwei von 250 Szintigrammen der Mamma Lymphabflüsse auf die Gegenseite und zwar in den Bereich der A. mammaria interna.

Der Lymphknoten (nach Gerota)

Vendrell-Torné[34] zeigte in 7 von 250 Fällen einen Abfluß in einen parammammären Lymphknoten (nach *Gerota*). Dieser Knoten liegt auf einer vertikalen Verbindungslinie zwischen dem mittleren Drittel und den äußeren Zweidritteln der Clavicula. Er gehört zu der Kette an der A. mammaria interna und *Vendrell-Torné* wies in dieser Kette radioaktive Knoten nach. 1896 vermutete *Gerota* lymphatische Abflüsse von der Brust über die Interkostalräume bis in parasternale Gefäße.

Die Verteilung des Lymphabflusses

Die axillären Lymphknoten sind die Hauptstation für die Lymphe aus der Mamma, mit Ausnahme des inneren unteren Quadranten, dessen Lymphe mehr in die Knoten um die A. mammaria interna abfließt.[34] Diese Knoten sind jedoch wichtiger als man allgemein annimmt. Die meiste Lymphe fließt von den medialen Partien der Mamma in die Kette um die A. mammaria interna, jedoch geben alle Quadranten und die Areola Lymphe hierhin ab.

Hultborn und Mitarbeiter[13] verwendeten Radiogold (Au^{198}) und einen Geigerzähler und fanden, daß 85% des Kolloids auf der Seite der Injektion verblieben. Wenn sowohl axilläre als auch parasternale Lymphknoten entfernt worden waren, wurden 97–99% in der Axilla und nur 1–3% parasternal gefunden. Hieraus schlossen sie, daß der Ort der Injektion keinen konstanten Einfluß auf die Verteilung radioaktiver Substanzen in beide Lymphabflußgebiete hat, daß aber mehr Lymphe in die Axilla und nur sehr wenig parasternal abfließt. Dies könnte den geringen Metastasenbefall parasternaler Lymphknoten bei verschiedenen chirurgischen Untersuchungsreihen erklären.

Bezugsliteratur zu Kapitel 1

1. *Ackerman, A. B., Penneys, N. S.*: Montgomery's tubercles. Sebaceous glands. Obstet. Gynecol. 38:924, 1971
2. *Batson, O. V.*: The vertebral vein system. Caldwell Lecture, 1956. Am. J. Roentgenol. 78:195, 1957
3. *Cooper, A.*: The Anatomy and Disease of the Breast. Philadelphia, Lea & Blanchard, 1845
4. *Courtiss, E. H., Goldwyn, R. M.*: Breast sensation before and after plastic surgery. Plast. Reconstr. Surg. 58:1, 1976
5. *Cunningham, L.*: The anatomy of the arteries and veins of the breast. J. Surg. Oncol. 9:71, 1977
6. *Garn, S. M., French, N. Y.*: Postpartum and age changes in areolar pigmentation. Am. J. Obstet. Gynecol. 85:873, 1963
7. *Giacometti, L., Montagna, W.*: The nipple and the areola of the human female breast. Anat. Rec. 144:191, 1962
8. *Goldman, L. D., Goldwyn, R. M.*: Some anatomical considerations of subcutaneous mastectomy. Plast. Reconstr. Surg. 51:501, 1973
9. *Halsell, J. R., Smith, J. R., Bentlage, C. R., Park, O. K., Humphreys, J. W.*: Lymphatic drainage of the breast demonstrated by bital dye staining and radiography. Ann. Surg. 162:221, 1965
10. *Handley, R. S., Thackray, A. C.*: Invasion of internal mammary lymph nodes in carcinoma of the breast. Br. Med. J. 1:61, 1954
11. *Henriques, C. Q.*: The veins of the vertebral column and their role in the spread of cancer. Ann. R. Coll. Surg. Engl. 31:1, 1962

12. *Hicken, N. F.*: Mastectomy. A clinical pathologic study demonstrating why most mastectomies result in incomplete removal of the mammary gland. Arch. Surg. 40:6, 1940
13. *Hultborn, K. A., Larsson, L.-G., Ragnhult, I.*: The lymph drainage from the breast to the axillary and parasternal lymph nodes, studied with the aid of colloidal Au 198. Acta Radiol. [Diagn.] (Stockh.) 43:52, 1955
14. *Krook, P. M., Carlile, T., Bush, W., Hall, M. H.*: Mammographic parenchymal patterns as a risk indicator for prevalent and incident cancer. Cancer 41:1093, 1978
15. *Maliniac, J. W.*: Arterial blood supply of the breast. Revised anatomic data relating to reconstructive surgery. Arch. Surg. 47:329, 1943
16. *McGregor, A. L., DuPlessis, D. J.*: In A Synopsis of Surgical Anatomy, 10th ed. Bristol, John Wright & Sons, 1969, 34 pp
17. *Meyers, E. S.*: The fasciae of the breast and axilla. Med. J. Aust. 26:966, 1954
18. *Miller, M. R., Kasahara, M.*: The cutaneous innervation of the human female breast. Anat. Rec. 135:153, 1959
19. *Montagna, W.*: Histology and cyto-chemistry of human skin. XXXV. The nipple and areola. Br. J. Dermatol. 83:2, 1970 (Jubilee issue)
20. *Montagna, W., Macpherson, E. E.*: Some neglected aspects of the anatomy of human breasts. J. Invest. Dermatol. 63:10, 1974
21. *Montagna, W., Yun, J. S.*: The glands of Montgomery. Fr. J. Dermatol. 86:126, 1972
22. *Patnaik, P.*: Axillary and vulval breasts associated with pregnancy. Br. J. Obstet. Gynaecol. 85:156, 1978
23. *Patten, B. M.*: In Human Embryology, 2nd ed. New York, Blakiston, 1953, 240 pp
24. *Penn, J.*: Breast reduction. Br. J. Plast. Surg. 7:357, 1955
25. *Porter, J. C.*: Hormonal regulation of breast development and activity. J. Invest. Dermatol. 63:85, 1974
26. *Renneker, R., Cutler, M.*: Psychological problems of adjustment to cancer of the breast. JAMA 148:833, 1952
27. *Sakki, S.*: Angiography of the female breast. Ann. Clin. Res. [Suppl.] 6 (12):1, 1974
28. *Salmon, M.*: Les artères de la glande mammaire. Ann. Anat. Pathol. 16:477, 1939
29. *Smith, G. M. R., Greening, W. P.*: Carcinoma of aberrant breast tissue. Br. J. Surg. 59:89, 1972
30. *Spratt, J. S.*: Anatomy of the breast. Major Probl. Clin. Surg. 5:1, 1967
31. *Sykes, P. A.*: The innervation of the human nipple. Manch. Med. Gaz. 49:21, 1970
32. *Tow, S. H., Shanmugaratnam, K.*: Supernumeraray mammary gland in the vulva. Br. Med. J. 2:1234, 1962
33. *Turner, Warwick, R. T.*: The lymphatics of the breast. Br. J. Surg. 46:574, 1959
34. *Vendrell-Torné, J., Setoain-Quinquer, J., Doménech-Torné, F. M.*: Study of normal mammary lymphatic drainage using radioactive isotopes. J. Nucl. Med. 13:801, 1972

2. Mamma-Augmentationsplastik

Die Aufbauplastik ist die häufigste plastische Operation an der weiblichen Brust mit einigen tausend Eingriffen pro Jahr in immer mehr Ländern. Diese hohe Frequenz ist zum Teil Ausdruck für den verständlichen Wunsch der unterentwickelten Frau nach einer normal großen Brust. Wo seit Jahrhunderten eine volle Brust als das Symbol weiblicher Anziehungskraft galt,

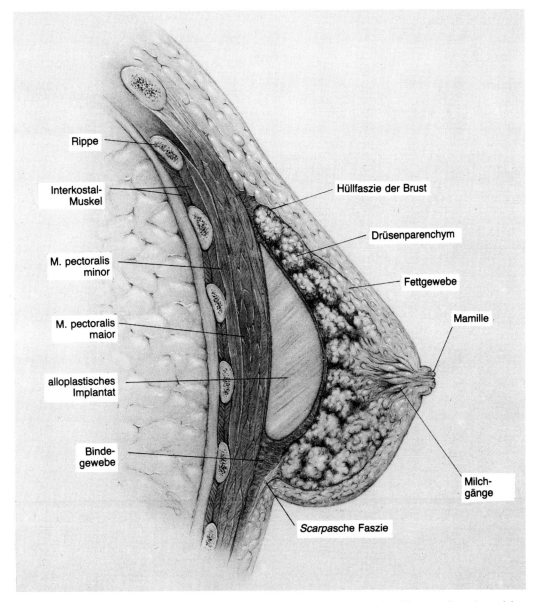

Abb. 2.1 Seitliche Ansicht nach der Implantation. Das Implantat liegt zwischen dem M. pectoralis maior und dem Brustdrüsengewebe

wird auch der Wunsch vieler Frauen verständlich, eine „normal große" Brust noch zu vergrößern. Gewöhnlich mindert eine Hohlwarze den optischen Eindruck, was chirurgisch wesentlich verbessert werden kann.

Der Eingriff ist von der Methode her einfach: in den allermeisten Fällen wird alloplastisches Material zwischen den M. pectoralis und die rückwärtige Oberfläche der vorhandenen Brust implantiert (Abb. 2.1). Dadurch wird ein größeres Volumen und eine vollkommene Kontur erreicht. Die Brüste sollten nicht nur normal aussehen, sondern, was besonders wichtig ist, sich auch normal anfühlen, ohne daß man dabei einen Fremdkörper spürt.

Historisches

Trotz ihrer Einfachheit ist die Aufbauplastik eine vergleichsweise junge Operationsmethode.

Bei den ersten Eingriffen wurden verschiedene Fremdkörper implantiert oder injiziert: flüssiges Paraffin, Öl, Gummi oder andere synthetische Stoffe. Die Ernüchterung angesichts solch grober Methoden kam schnell mit den deutlichen und in manchen Fällen schweren Komplikationen wie Hautnekrosen und Tumorbildung.

Ein Umschwung erfolgte: weg vom alloplastischen Material und hin zum Ersatz durch körpereigenes Gewebe.

Longacre[8] beschrieb einen Dermis-Fettlappen, der, inframammär entnommen, hinter die Brust eingebracht wurde. Dieses Verfahren brachte zwar fast immer recht gute Ergebnisse, war jedoch wegen der geringen erreichbaren Größenzunahme in seiner Anwendung begrenzt (Abb. 2.2, 2.3).

Ein weiterer Weg zur Verwendung körpereigenen Gewebes war die Verpflanzung von freien Transplantaten, zunächst nur Fett, später auch Dermis-Fett[14]. Dafür wird beiderseits aus der Gesäß- oder aus der Abdominalregion ein ellipsenförmiges Gewebsstück entnommen (Abb. 2.4). Nach De-Epithelisierung des Transplantates wird dieses mit der dermalen Seite nach außen gefaltet und in die retromammäre Tasche eingebracht. Gelingt dieser Eingriff, so sind die Ergebnisse ebenso gut wie die der heutigen Methoden (Abb. 2.5A, B). Die wesentlichen Nachteile sind jedoch

1. eine unvorhersehbare Resorption des Transplantates mit einer meist erheblichen Asymmetrie und

2. eine ausgeprägte Narbenbildung im Entnahmebereich.

Nachdem die Industrie durch technische Weiterentwicklung geeigneteres Material anbieten konnte, schlug das Pendel zurück zur Verwendung alloplastischen Materials bei der Aufbauplastik. Bälle aus Polyethylen[9] und Schwämme aus Etheron[11], Ivalon[6] und Teflon[4] wurden in den fünfziger Jahren in großen Mengen verwendet. Sie verformten sich jedoch und wurden hart.

In den sechziger Jahren wurde über zwei wesentliche Neuerungen berichtet: eine hat sich bewährt, die andere nicht.

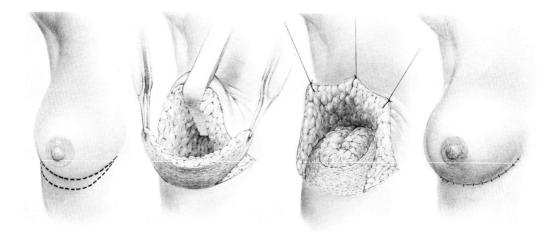

Abb. 2.2 Technik von *Longacre* bei der Augmentation. Verwendung eines inframammären Dermis-Fett-Transplantates

Abb. 2.3 Das Transplantat ist mobilisiert und unter dem angehobenen Drüsengewebe gefaltet

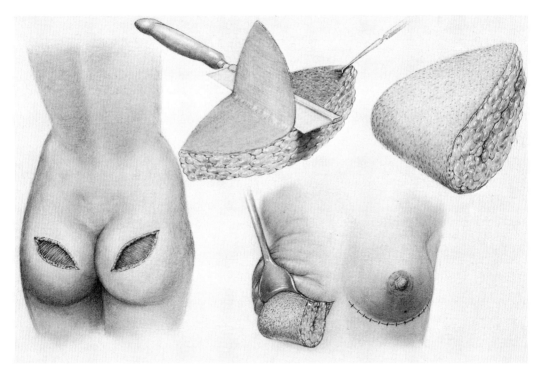

Abb. 2.4 Entnahme von freien Transplantaten aus dem Gesäß; De-Epithelisierung. Das Transplantat wird mit der dermalen Seite nach außen zusammengelegt und in die retromammäre Tasche eingebracht

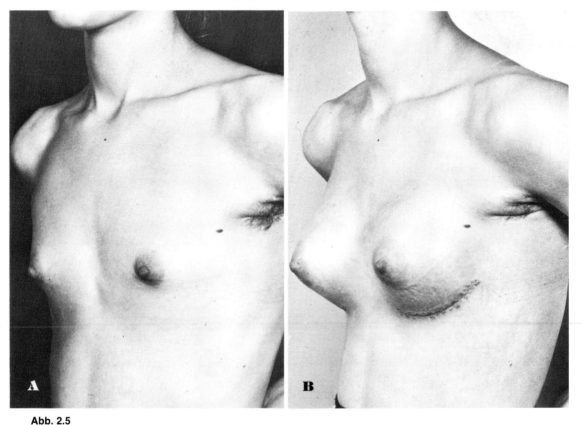

Abb. 2.5
A Mikromastie präoperativ
B Zustand nach Augmentation mit freiem autogenem Dermis-Fett-Transplantat

Als die Dow-Corning Company die physiologisch inerten Silikon-Derivate einführte, wurden zu ihrer Anwendung zwei ganz verschiedene Wege eingeschlagen.

Conway und Mitarbeiter entwickelten das Verfahren der direkten Injektion von Dimethylpolysiloxan in die Brust[1]. Dieses Verfahren brachte sehr schöne, außerordentlich ästhetische Ergeb-

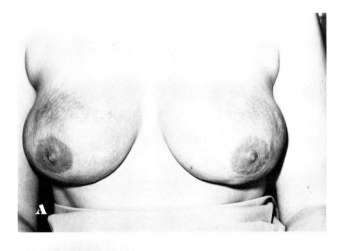

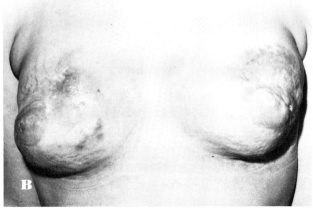

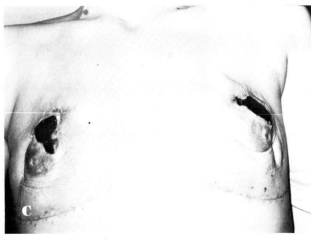

Abb. 2.6
A Rötung und Fibrose der Haut vier Jahre nach Injektion von Silikon
B Zunahme des Befundes in den folgenden zwei Jahren mit knotiger Deformierung und drohender Hautnekrose
C Hautnekrose, die zur beiderseitigen subkutanen Mastektomie zwang

nisse, wobei fast jede gewünschte Größe erreicht werden konnte, ohne daß im Gewebe irgendein Fremdkörpergefühl entstand.

Im weiteren Verlauf traten jedoch viele folgenschwere Komplikationen auf. Sie reichten von einer knotigen Verdickung der Flüssigkeit innerhalb der Brust bis zu einer Ischämie und Nekrose der Haut, manchmal sogar mit Verlust der ganzen Brust (Abb. 2.6A, B, C). Angesichts dieser verheerenden Komplikationen hat die FDA 1960 das Verfahren für unzulässig erklärt.

Zur selben Zeit entwickelten *Cronin* und *Gerow* die Anwendung von Silastic-Gel in einer präformierten Silastic-Kapsel[2]. Dieses Implantat, die *Cronin*-Prothese, wird heute überall verwendet.

Gegenwärtige Verfahren

Mit wenigen Ausnahmen werden heute bei den meisten Aufbauplastiken Variationen der von *Cronin* angegebenen Silastic-Prothese verwendet. Unterschiede bestehen im operativen Zugang (1) und in den verschiedenen Implantat-Modellen (2).

Zugangswege für das Implantat

Der bevorzugte Schnitt für die Augmentationsplastik ist die inframammäre Inzision. Daneben werden der periareoläre und der axilläre Zugang empfohlen, außerdem sogar ein abdomineller wie bei einer Lipektomie (Abb. 2.7). Jede Methode hat im Vergleich zu der gebräuchlichsten inframammären Schnittführung ihre Vor- und Nachteile.

Inframammärer Zugang

Hierbei wird unterhalb der Mamille in der geplanten Inframammärfalte ein leicht gebogener Schnitt gelegt (I.1, I.2). Der Schnitt reicht bis auf die Pektoralfaszie. Nach sorgfältiger Blutstillung wird der obere Hautrand angehoben und mit ihm der Drüsenkörper, der von der Pektoralfaszie scharf abpräpariert wird. (I.3).

In Höhe der Mamille beginnt nun die stumpfe Präparation. Man schafft so eine ausreichend große Tasche, größer als das Implantat, die bis zur Clavicula, zur Mittellinie und bis über die laterale Begrenzung der Brust hinausreicht. (I.4). Größere Blutungen können medial aus den perforierenden Ästen der A. mammaria interna kommen, lateral aus den Abgängen aus der A. thoracica lateralis, und, am unangenehmsten, weil am schwersten zugänglich, aus dem obersten Winkel der Tasche.

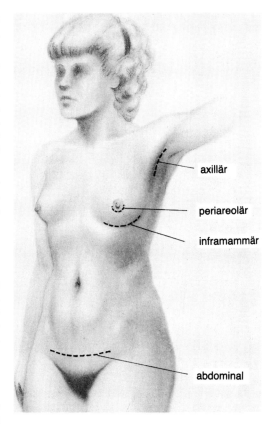

Abb. 2.7 Die häufigsten Schnittführungen bei der Augmentationsplastik

Nach sorgfältiger Blutstillung Ausspülen der Wunde (I.5) und Einbringen des Implantates (I.6).

Verschluß der Wunde in mehreren Schichten (I.7), wobei die Haut meist intrakutan genäht und anschließend mit Steristrips versorgt wird (I.8). Drainiert (mit einem Penrose-Drain oder mit Hämovac) wird nur bei einer unkontrollierbaren Sickerblutung; meistens ist jedoch eine Drainage nicht erforderlich.

Die Brüste werden nun mit einem stützenden Druckverband aus Elastoplast, einer Patentbandage oder einem maßgefertigten Büstenhalter versorgt.

Prä- und postoperative Ansicht in Rückenlage (I.9, I.10). Die Hautnähte werden nach einer Woche entfernt; für einen Monat wird körperliche Schonung unter besonderer Berücksichtigung der Arme empfohlen, um eine schnelle und reizlose Einheilung des Implantates zu gewährleisten.

2. Mamma-Augmentationsplastik

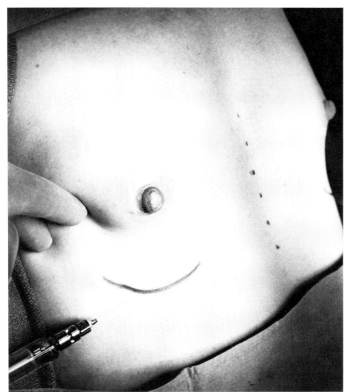

I.1

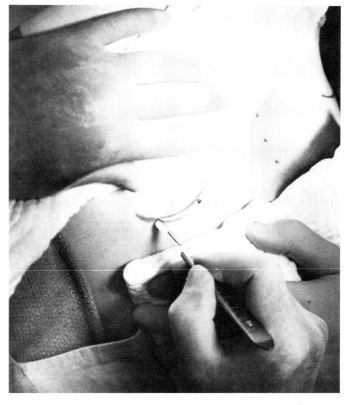

I.2

Gegenwärtige Verfahren

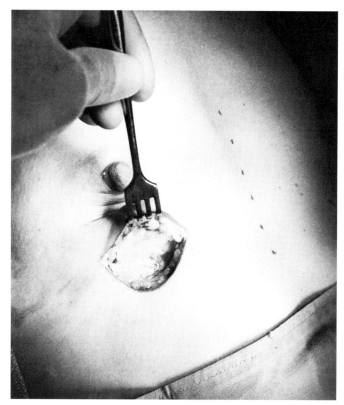

I.3

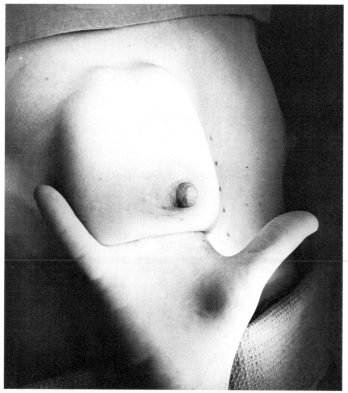

I.4

2. Mamma-Augmentationsplastik

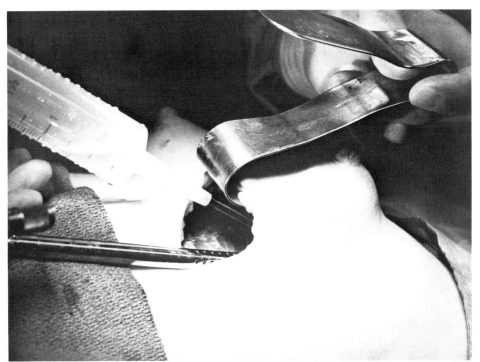

I.5

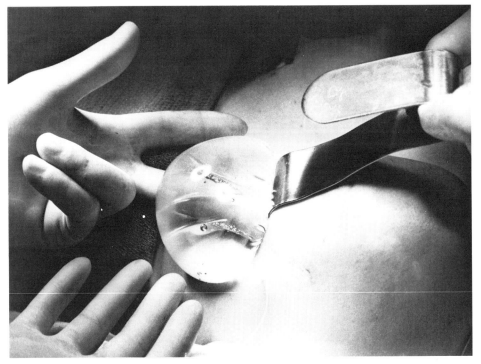

I.6

Gegenwärtige Verfahren

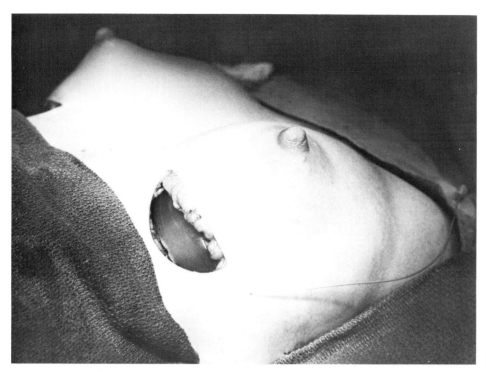

I.7

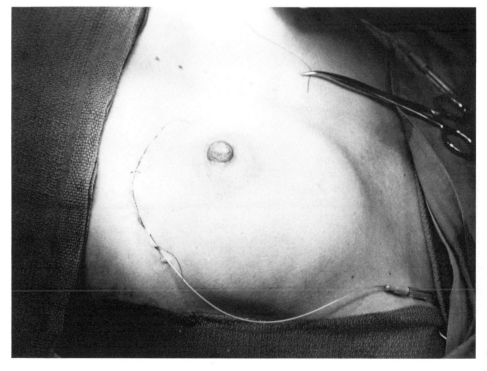

I.8

2. Mamma-Augmentationsplastik

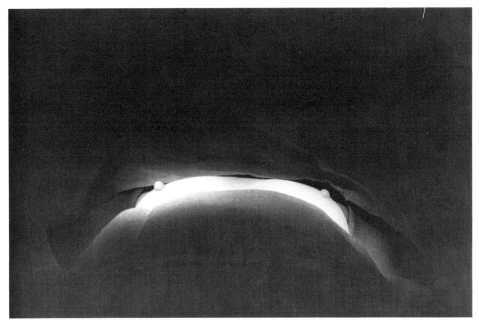

I.9

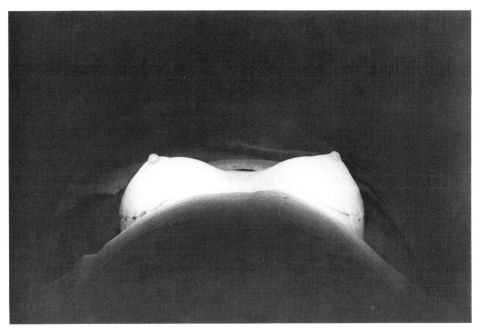

I.10

Areolärer Zugang

Dieser Zugang erfordert einen Schnitt an der halben, meist unteren Zirkumferenz der Areola. Die Präparation kann nach unten bis zum unteren Pol des Drüsenkörpers erfolgen, von wo aus dann die Brust ebenso, wie bereits beschrieben, von der Pektoralisfaszie abgehoben wird (Abb. 2.8A).

Der Drüsenkörper kann jedoch auch vom Hautschnitt aus senkrecht bis auf die Faszie durchtrennt und die entsprechende Tasche durch stumpfe Präparation nach oben und nach unten gebildet werden (Abb. 2.8B). Der große Vorteil dieses Schnittes liegt darin, daß fast keine sichtbare Narbe zurückbleibt (Abb. 2.9). Wenn der Drüsenkörper inzidiert wurde, ist die in ihm entstehende Narbe von großem Nachteil, weil man sie nicht gegen einen möglichen späteren Tumor

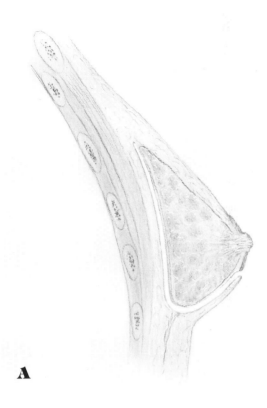

Abb. 2.8
A Periareolärer Schnitt mit Präparation um den unteren Pol der Brust herum
B Periareolärer Schnitt mit Durchtrennung des Drüsenkörpers als Zugang zu der retromammären Tasche

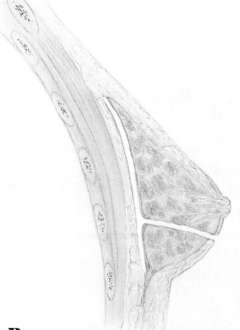

Abb. 2.9 Die Narbe nach periareolärem Zugang ist normalerweise kaum sichtbar

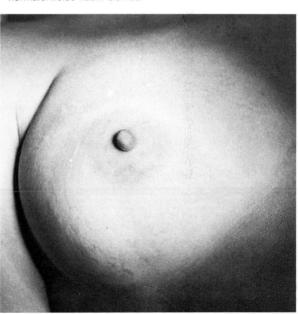

abgrenzen kann. Wenn bei der areolären Inzision um den Drüsenkörper herum präpariert wurde, wird die Haut ziemlich überdehnt; außerdem ist der Zugang begrenzt, so daß Blutungen im oberen Wundpol nur schwer gefunden und schlecht versorgt werden können.

Axillärer und abdomineller Zugang

Beim axillären Zugang ist die Narbe ähnlich unauffällig, die Nachteile sind jedoch dieselben wie beim periareolären Vorgehen: der Zugang ist begrenzt und die Blutstillung bei Blutungen aus der Tiefe schwierig.

Das abdominelle Vorgehen hat dieselben Einschränkungen und wird nur selten angewendet.

Implantate

Als wesentliches Prothesenmaterial gibt es das gel-gefüllte Silastic-Implantat, das auffüllbare Implantat und das doppellumige Implantat (Abb. 2.10).

Gel-gefüllte Implantate

Diese Implantate gehen alle auf die von *Cronin* angegebene Originalprothese zurück und können mit oder ohne Fixierungsgewebe bestellt werden. Verschiedene Hersteller empfehlen jeweils ihre eigenen Modifikationen, ganz besonders wegen der natürlichen Kontur und Konsistenz beim Tragen. Letztlich hängt jedoch die Entscheidung für dieses oder jenes Implantat von der Einstellung des Operateurs ab.

Da alle Gel-Implantate eine bestimmte, festgelegte Größe haben, gibt es zahlreiche Modelle mit einer Größe von 75 bis 450 cm^3, um Patientinnen mit verschiedener Konstitution und verschiedenen Größenvorstellungen zu entsprechen. Der Chirurg sollte bei diesem Unternehmen nicht zu ehrgeizig sein; ein übergroßes Implantat setzt die Haut unter Spannung, wodurch die Brust nicht natürlich wirkt und die Patientin Beschwerden bekommt.

Am häufigsten werden Implantate in der Größe zwischen 200 und 300 cm^3 verwendet.

Die beiden Grundformen sind die Tropfenform und die runde oder halbkugelige Form; als Zwischenlösung bieten manche Hersteller eine Prothese mit flachem Profil an (Abb. 2.11A, B, C). Die Tropfenform ist der normalen hängenden Brust sehr ähnlich und wird meist bei Patientinnen mit Mikromastie und fehlendem weiblichen Habitus gewählt (Abb. 2.12A, B). Die runde oder halbkugelige Prothese wird zum Aufbau nach postpartaler Mamma-Atrophie verwendet. Das rundere Implantat füllt die obere Partie der Brust besser aus, bewirkt eine konvexe Kontur und separiert die beiden Seiten besser voneinander bei vorausgegangener Atrophie und mäßiger Ptose (Abb. 2.13A, B).

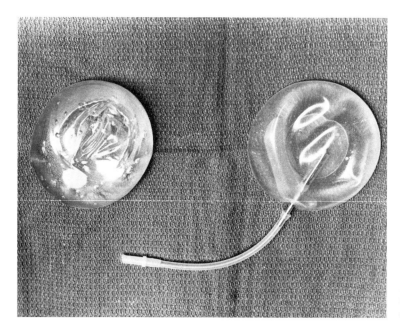

Abb. 2.10 Eine auffüllbare und eine Gel-Prothese gleicher Größe

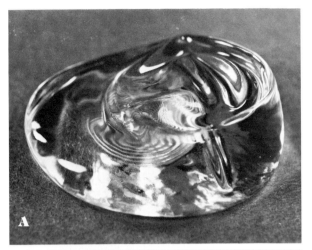

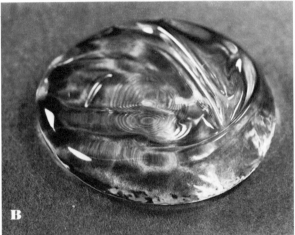

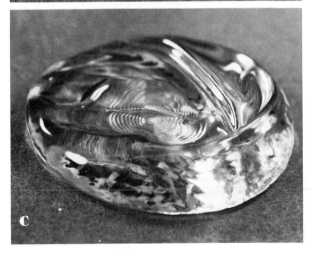

Abb. 2.11
A Tropfen- oder Kontur-Prothese
B Runde (exakter: halbkugelige) Prothese
C Flachprofil-Prothese als Mittel zwischen A und B

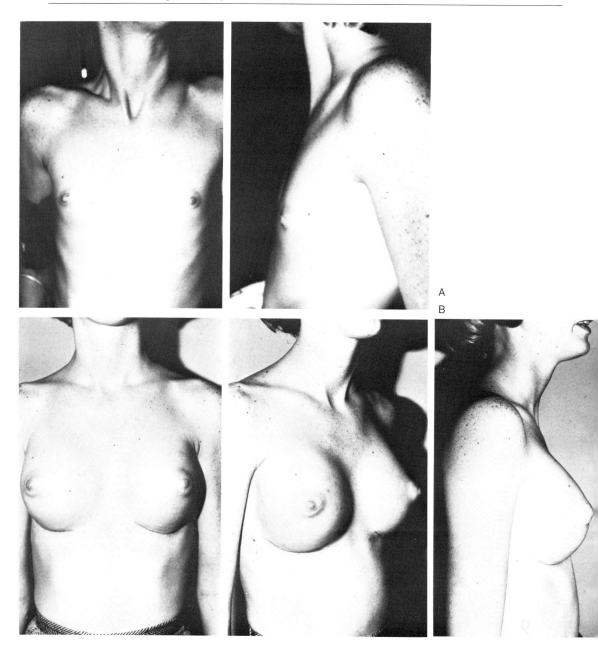

Abb. 2.12
A Junge Frau mit fast vollständiger Mamma-Agenesie und ganz unweiblichem Profil
B Nach Aufbauplastik mit Gel-Prothesen: ein natürliches und gefälliges Ergebnis

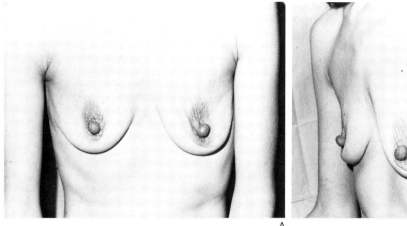

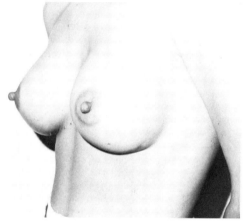

Abb. 2.13
A Ausgeprägte postpartale Atrophie mit begleitender Ptose
B Aufbau mit halbkugeligen Prothesen

Ein Mittelweg zwischen diesen beiden Prothesen ist die Flachprofil-Prothese (Abb. 2.14A, B).

Auffüllbare Implantate

Bei diesem anderen wesentlichen Verfahren wird ein leerer Silastic-Sack verwendet, der über ein Ventil mit Kochsalzlösung gefüllt werden kann[13]. Man füllt so lange auf, bis die gewünschte Größe erreicht ist. Natürlich kann man hierbei die Form nicht vorher genau festlegen.

Die Vorteile dieser Prothese liegen in der wesentlich kleineren Inzision (sowohl periareolär als auch inframammär). Die Auffüllung auf eine bestimmte gewünschte Größe ist möglich ohne die Nachteile einer Prothese mit fixierter Abmessung. Das kann besonders bei Fällen mit leichter Asymmetrie von Vorteil sein.

Als Nachteil muß erwähnt werden, daß das Ventil oft undicht und damit die Augmentation zunichte wird[5]. Bei dünnen Menschen mit wenig Unterhautfettgewebe kann man das Ventil fühlen. Außerdem ist die Hülle hier wesentlich derber als bei den „dünnwandigen" Gel-Prothesen und damit leichter als Fremdkörper wahrnehmbar.

Doppellumige Implantate

Diese Implantate sind noch relativ neu, noch nicht sehr verbreitet, und bestehen aus einem inneren Sack bestimmter Größe, gefüllt mit Silastic-Gel; ein zweiter umgebender Hohlraum kann über ein Ventil mit Kochsalzlösung bis zur gewünschten Größe aufgefüllt und so belassen werden, wenn keine Reaktionen auftreten[7]. Wenn es jedoch zu einer Kapselfibrose kommt (siehe unter Komplikationen weiter unten), dann kann der Chirurg durch eine kleine Inzision die Salzlösung aus dem Implantat ablassen, wodurch das Implantat kleiner wird als ursprünglich vorgesehen. Das Implantat steht dann unter geringerer Spannung und wirkt nicht so fest. Obwohl dieses Vorgehen die logische Antwort auf das Problem der Kapselfibrose zu sein scheint, gibt es für eine endgültige Stellungnahme noch nicht genügend Nachuntersuchungen. *Perrin* hat hierzu eine Modifikation angegeben: die äußere Kavität wird mit verdünnter Steroid-Lösung aufgefüllt.[10] Die Außenhülle entspricht einer semipermeablen Membran, durch die das Cortison in das umgebende Gewebe diffundieren kann. Diese

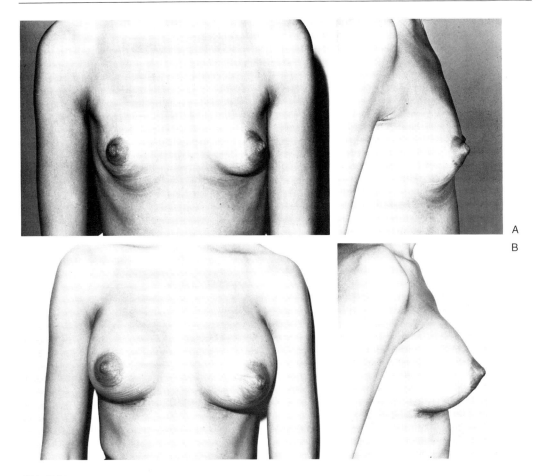

Abb. 2.14
A   Mäßige postpartale Atrophie bei ohnehin kleinen Mammae – klinisch am häufigsten
B   Gutes Ergebnis mit Flachprofilprothesen

Langzeit-Ausschüttung von Hormon soll theoretisch dank der bekannten Wirkung lokaler Steroide auf die Kollagen-Synthese die Entstehung von Narbengewebe um das Implantat verhindern.

Komplikationen

Obgleich die Augmentationsplastik, wie gerade dargestellt, im Grunde technisch ganz einfach ist, gibt es für den unvorsichtigen, nachlässigen oder unerfahrenen Chirurgen unliebsame Überraschungen. Diese Komplikationen können ein völlig unzureichendes Ergebnis bewirken, das Patientin und Chirurg gleichermaßen verzweifeln läßt. Man unterteilt sie willkürlich in Sofort-, Früh- und Spätkomplikationen.

Sofortkomplikationen

Diese Komplikationen entstehen, wenn es dem Chirurgen an Erfahrung und Urteilsvermögen fehlt; sie sind bereits am Ende der Operation erkennbar. Das Ergebnis ist niemals akzeptabel.

Übergröße des Implantats

Die häufigste Sofortkomplikation entsteht durch die Wahl eines zu großen Implantats. In diesem Fall ist die Haut erheblich gespannt; subjektiv entstehen unterschiedlich starke, länger anhaltende Beschwerden. Darüberhinaus ist der optische Eindruck nicht besonders gut.

Sowohl die gel- als auch die wassergefüllten Implantate dehnen sich in alle drei Dimensionen aus, und zwar umso mehr, je größer sie werden.

Ein zu großes Implantat kann bei einer klein gebauten Patientin zu „hoch" wirken, wobei dann die Kontur der Brust schon direkt unterhalb der Clavicula beginnt. Bei schlanken Frauen kann das Implantat zu breit wirken und sich bis in die Axilla ausdehnen, weil der Thorax zu schmal gebaut ist.

Die meisten Patientinnen verlangen eine Aufbauplastik aus zwei verschiedenen Gesichtspunkten. Entweder wollen sie eine geringe Vergrößerung, die ihnen weibliche Formen gibt, ohne daß die Brust sehr viel größer wird, oder aber, ebenso verständlich, sie verlangen die maximale Vergrößerung ohne Risiko. Im ersten Fall kann dem Wunsch der Patientin leicht entsprochen werden, ohne daß dabei das Ergebnis in Frage gestellt werden muß. Im zweiten Fall muß der Chirurg bestimmen, bis zu welcher Größe vergrößert werden kann. Der Chirurg selbst, eher als die Patientin, muß die Größe des Implantates festlegen, mit dem komplikationslos die maximale Vergrößerung erreicht werden kann.

Normalerweise richten wir uns nach der Faustregel, daß kleine und schlanke Frauen ein Implantat bis zu 200 cm^3 sicher tolerieren. Eine Patientin mit mittlerem Körperbau (bis zu einer Größe von ca. 1,70 m und einem Gewicht von ca. 50 kg) verträgt bis zu 300 cm^3; besonders große Patientinnen, die ein Maximum an Vergrößerung wünschen, erhalten Implantate zwischen 300 und 400 cm^3. Bei unseren Fällen haben wir nur selten Prothesen über 400 cm^3 verwendet.

Ungenügende Präparation

Die zweite Sofortkomplikation, mit der ersten in indirektem Zusammenhang, ist die unzureichende Präparation einer für das Implantat entsprechend großen Tasche. Gerade Anfängern auf diesem Gebiet unterläuft dieser Fehler recht oft; dies führt zu denselben Beschwerden und demselben Spannungsgefühl; die Implantate fühlen sich hart an, weil sie durch das umgebende Gewebe unter starkem Druck stehen.

Falsche Lage des Implantats

Sehr selten werden die Prothesen falsch implantiert, woraus eine unschöne oder sogar asymmetrische Kontur resultiert. Die meisten Prothesen werden mit genauen Anweisungen geliefert, die dann auch exakt befolgt werden sollten, um ein optimales Ergebnis zu erreichen. Wenn die Inzisionen inframammär zu tief gelegt werden, liegen sie direkt auf der Thoraxwand und sind dann im Büstenhalter oder im Bikini sichtbar.

Frühkomplikationen

Sie treten in den ersten drei Tagen nach der Operation auf; die häufigste, die Nachblutung, bemerkt man fast immer innerhalb der ersten 24 Stunden. Auch die ersten Anzeichen einer Infektion, – selten, aber äußerst unangenehm –, machen sich mit Schmerzen, Fieber und Rötung der Wunde in diesem Zeitraum bemerkbar.

Blutung und Hämatom

Die wesentlichen Frühkomplikationen sind postoperative Nachblutungen oder Hämatome nach einer intraoperativ übersehenen Blutung. Die frühe Nachblutung erkennt man bereits einige Stunden nach dem Eingriff an einer Schwellung und Verfärbung der Haut im Operationsbereich (Abb. 2.15). Deswegen **muß** der Verband am Abend des Operationstages kontrolliert werden.

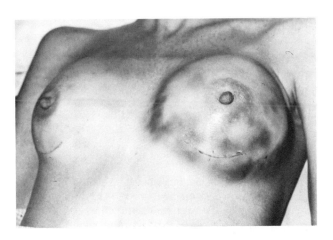

Abb. 2.15 Schwellung und typische Verfärbung bei einem akuten Hämatom

Aus diesem Grund möchte ich auch die Patientinnen in der ersten postoperativen Nacht im Krankenhaus behalten.

Um eine postoperative Nachblutung zu vermeiden, gehen wir folgendermaßen vor: nach der Präparation der ersten retromammären Tasche wird diese mit einem oder zwei Bauchtüchern austamponiert. Danach wird die zweite Seite präpariert und ebenso austamponiert. Dann werden die Bauchtücher entfernt und die Wundhöhle reichlich mit Kochsalzlösung ausgespült, um jedes kleine Gerinnsel zu entfernen. Nun wird die Wundhöhle mit beleuchteten Fiberoptik-Haken allseits inspiziert und jede Sickerblutung angeklemmt, kauterisiert oder unterbunden. Wenn eine Sickerblutung aus der Muskulatur nicht sicher beherrscht ist, sollte man eine Hämovac-Drainage einlegen. Sie muß alle zwei Stunden kontrolliert, der Behälter entleert und das Vakuum wiederhergestellt werden. **Ohne sichere Blutstillung darf der Eingriff nicht beendet werden.**

Unter unseren 850 Fällen gab es neun Nachblutungen – ca. 1% –, wenig, aber nicht zu übersehen. In allen Fällen wurden die Patientinnen wieder in den Operationssaal gebracht, die Wunden wieder geöffnet, die Prothese entfernt und die Wundhöhle ausgespült und inspiziert. Nur in vier Fällen konnte eine Blutungsquelle gefunden werden. Meistens fand sich nur eine diffuse Sickerblutung aus der Oberfläche des M. pectoralis.

Selten zeigt sich die Blutung erst nach den ersten zwölf postoperativen Stunden. Drei unserer Fälle bluteten während der Nacht und wurden erst am folgenden Morgen entdeckt. Auch bei diesen wurde in einem zweiten Eingriff das Hämatom ausgeräumt. Nur einer von diesen 850 Fällen blutete erst zwei Tage nach der Operation, wurde aber genauso behandelt. Jedes größere Hämatom **muß** ausgeräumt werden, denn es ist nicht nur der Nährboden für eine Infektion, sondern möglicherweise auch eine der Ursachen für eine Kapselfibrose.

Infektion

Eine schwere bakterielle Infektion in einer Wundhöhle mit einem Implantat ist immer eine verheerende Komplikation, die die Entfernung des Implantates und die Drainage der Wundhöhle erforderlich macht. Das bedeutet ein langes Krankenlager; die Entzündung ist erst nach mehreren Wochen so weit zurückgegangen, daß die Prothese reimplantiert werden kann. Glücklicherweise haben wir diese Komplikation nicht gesehen; in anderen Untersuchungen wird jedoch über 2–10% berichtet[3].

Eine Infektion kann natürlich am besten dadurch verhindert werden, daß man sich an die festen Regeln der chirurgischen Technik hält. Neben dieser trivialen Feststellung möchten wir folgende Maßnahmen vorschlagen: 48 Stunden vor dem Eingriff soll die Patientin zweimal täglich mit pHiso-Hex duschen. Direkt vor dem Eingriff wird Vibramycin intravenös zur Erreichung eines entsprechend hohen Blutspiegels gegeben (wobei man auf mögliche Überempfindlichkeiten der Patientin achten muß). Dieses Antibiotikum wird postoperativ 4 Tage lang oral gegeben.

Obwohl von den Herstellern der meisten Prothesen lokale Antibiotika-Gaben empfohlen werden, haben wir diese in den letzten zwei Jahren nicht benutzt. Das hat unsere Infektionsrate in keiner Weise erhöht. Während der Verwendung von Mersilene als Subkutannaht haben wir gelegentlich Fadenabszesse gesehen. Jetzt verwenden wir resorbierbares Polyglykolsäure-Material subkutan und einen Nylon-Ausziehfaden für den Hautverschluß.

Spätkomplikationen

Kapselfibrose

Die wichtigste Komplikation bei der Augmentationsplastik ist die Entstehung einer straffen, derben, fibrösen Narbenkapsel um das Implantat herum. Dadurch wird aus der weichen, augmentierten Mamma mit natürlicher Konsistenz eine harte Kugel mit der Konsistenz einer Grapefruit (Abb. 2.16). Die Häufigkeit schwankt in verschiedenen Untersuchungen sehr stark, kann jedoch bis zu 25% betragen[3].

Viele Faktoren wurden als mögliche Ursache dieser Komplikation angeschuldigt. Dazu gehören Hämatome, blande Infektionen, zu frühe Mobilisierung und die Verwendung von Fixierungsgewebe, das das Implantat an der Brustwand halten soll. Bis heute konnte jedoch keiner dieser Faktoren als alleinige Ursache dieser unangenehmen und häufigen Komplikation ermittelt werden.

Auf jeden Fall scheint eine starke Schwellung, die in den ersten postoperativen Tagen durch Aspiration eines Seroms oder Hämatoms entlastet werden muß, fast immer eine Kapselfibrose nach sich zu ziehen. Diese Beobachtung und die Tatsache, daß solch eine Schwellung oft nach zu früher körperlicher Aktivität in der postoperativen Phase auftrat, hat uns dazu veranlaßt, diese

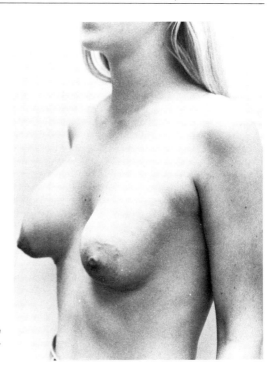

Abb. 2.16 Verhärtung der Brust und gleichzeitige Verziehung der augmentierten Mammae durch Kapselfibrose

einzuschränken, was zu guten Ergebnissen geführt hat, wie später noch ausführlich besprochen wird.

Die Häufigkeit der Kapselfibrose ist bei uns von 12% vor auf 3½% nach Einführung strikter körperlicher Schonung zurückgegangen; seit vier Jahren haben wir dies zur Vorbedingung für die Operation gemacht. Diese Zahl muß allerdings skeptisch betrachtet werden, da vermutlich nicht alle Patientinnen mit dieser Komplikation wieder zu dem Erstoperateur kommen. Außerdem können in einem geringen, aber signifikanten Prozentsatz Kapselfibrosen auch erst nach sechs Monaten oder mehr auftreten. Nach einem vermeintlich guten Operationsergebnis ist dies besonders enttäuschend und läßt an vielen Theorien zweifeln, die die Kapselfibrose zu erklären versuchen.

Darüberhinaus muß aber auch erwähnt werden, daß viele erfahrene Chirurgen ganz und gar nichts von der Beschränkung körperlicher Aktivität halten. Diese Chirurgen legen besonderen Wert auf intensive Massage der frischoperierten Brust, um die retromammäre Tasche möglichst vollständig offen zu halten. Sie erzielen mit dieser Methode ebenso gute Ergebnisse.

Wenn erst einmal eine Kapselfibrose aufgetreten ist, kann sie nur mechanisch gebessert werden. Die verschiedenen möglichen Maßnahmen können je nach Schweregrad der Kontraktur miteinander kombiniert werden.

Konservative Maßnahmen: Wenn die Kapselfibrose nicht so stark ausgeprägt und die Brust nur etwas fester ist, kann man eine nichtoperative geschlossene Kapsulotomie vornehmen. Unter Valium-Sedierung der Patientin wird die Brust fest zwischen beide Hände genommen und zusammengedrückt, bis man fühlt und hört, wie das Narbengewebe unter den Händen reißt (Abb. 2.17A, B). Auch Rezidive können so behandelt werden.

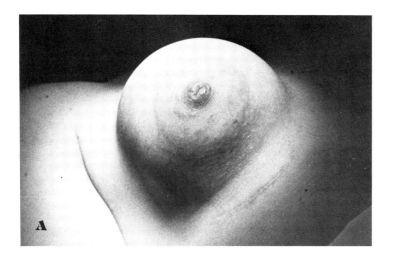
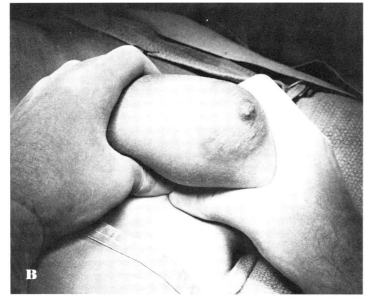

Abb. 2.17
A Leichtere Form einer Kapselfibrose
B Nichtoperative Lösung der Narbenkontraktur – die geschlossene Kapsulotomie

Komplikationen 35

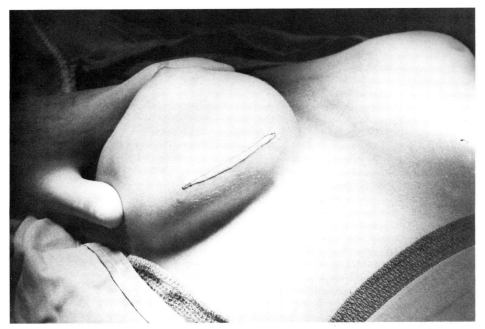

II.1

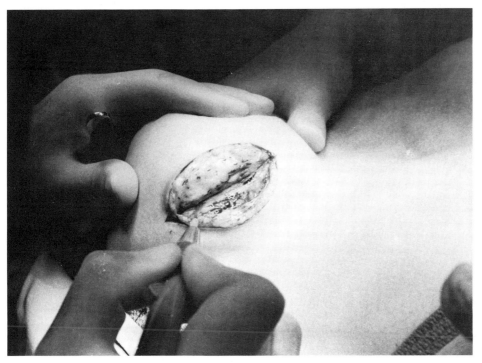

II.2

Operative Maßnahmen: Festere Narbenkontrakturen können unblutig nicht gelöst werden und müssen daher operativ korrigiert werden. Man geht durch den alten Schnitt (II.1) entweder submammär oder periareolär ein und sucht die fibrotische Kapsel auf. Sie kann elektrisch durchtrennt (II.2) werden, weil dadurch das Implantat nicht beschädigt und die Kapsel leichter davon abpräpariert werden kann (II.3). Das Implantat wird dann entfernt (II.4).

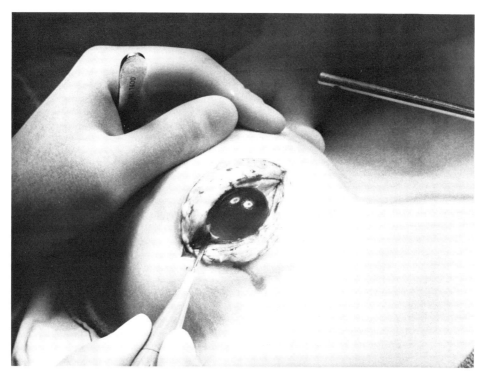

II.3

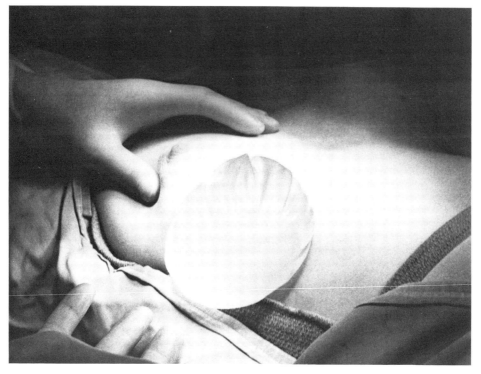

II.4

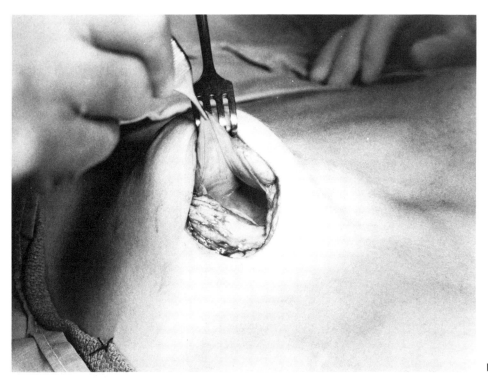

II.5

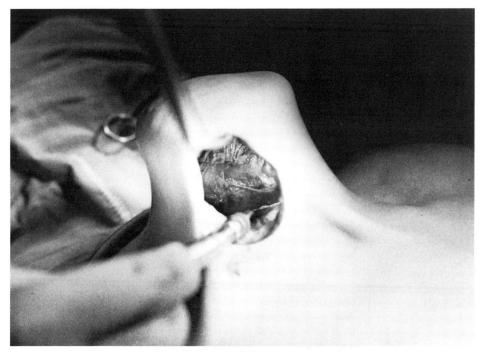

II.6

Nach Darstellung der Narbenkapsel in ihrer ganzen Ausdehnung (II.5) wird ihre „Spitze" entweder reseziert oder kreuzweise so inzidiert, daß sie sich gut erweitern läßt (II.6), und daß das Implantat noch von genügend weichem, lockeren Bindegewebe umgeben ist.

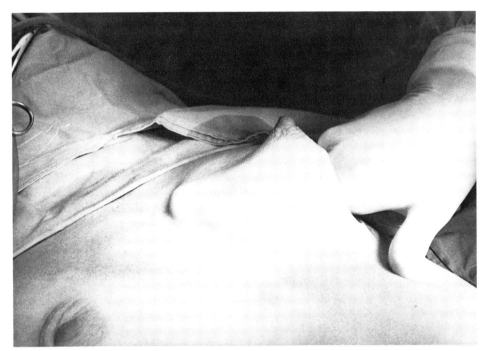

II.7

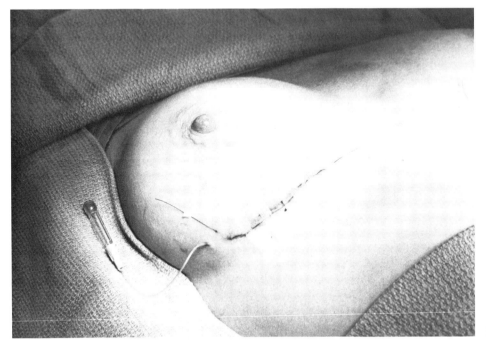

II.8

Bei der Reimplantation benutze ich lieber eine um ca. 50 cm³ kleinere Prothese, damit bei einem möglichen Rezidiv das Gewebe nicht zu fest wird. Mit Hilfe eines bei der Operation eingelegten Venen-Katheters (II.8) kann 24 Stunden später auf jeder Seite 125 mg Aristocort instilliert werden. Wenn dieses Verfahren experimentell noch nicht bestätigt werden konnte, so scheint es doch eine erneute Fibrose verhüten zu helfen[15]. Das Problem läßt sich jedenfalls fast immer lösen, wenn es auch ganz vereinzelte Fälle mit einer sekundären Fibrose geben kann.

Komplikationen 39

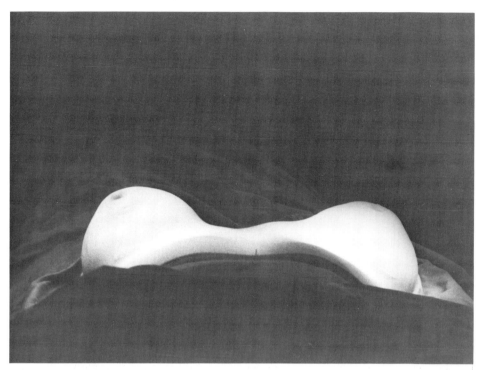

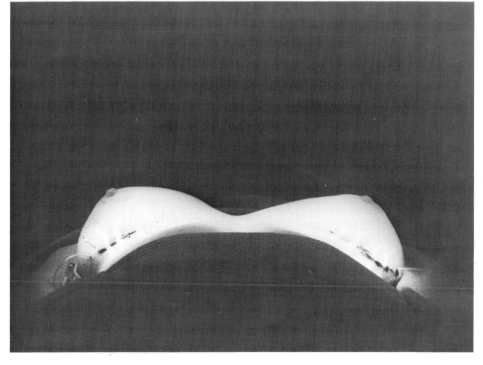

Prä- und postoperatives Bild in Rückenlage (II.9, II.10).

Zusammenfassend muß man sagen, daß diese häufigste Komplikation bei der Aufbauplastik noch ein geheimnisvolles und nicht vorhersehbares Phänomen ist. Obgleich eine Reihe von Faktoren wie Traumatisierung des Gewebes mit Durchtrennung zu vieler Schichten als auch Hämatome als auch blande Infektionen von verschiedenen Autoren angeschuldigt wurden, hat man die Kausalität dieser Faktoren weder klinisch noch experimentell nachweisen können. Außerdem könnten bei unzureichenden Qualitätskontrollen in der Herstellerfirma Partikel an der Prothese zurückbleiben, die eine intensive Fremdkörperreaktion auszulösen imstande wären. Als letztes ist noch an die spezifische Abwehrreaktion der Patientin zu denken.

Verfahren des Autors

Als dieses Buch geschrieben wurde, hatte der Autor bereits ungefähr 850 Aufbauplastiken bei symmetrischer Mikromastie oder postpartaler Mammaatrophie durchgeführt, die meisten davon in den letzten vier Jahren. Bei der Nachuntersuchung dieser Fälle haben sich einige neue Gesichtspunkte ergeben, die in Anbetracht der unterschiedlichen Auffassungen diskutiert werden sollen.

Inframammärer Zugang

Gewöhnlich wird dieser Schnitt vorgezogen; er wurde auch bei uns vornehmlich angewendet. Dafür gibt es folgende Gründe:

Der Zugang zu der retromammären Tasche ist wesentlich besser als von areolär oder axillär her. Man kann die ganze Tasche gut übersehen und auch Blutungen in der Tiefe gut versorgen.

Wenn der Drüsenkörper nicht durchtrennt wird, bleibt auch das Milchgangsystem intakt. Es entstehen keine Narben, die später als Tumor mißdeutet werden können. Wenn auch nicht unbedingt zu empfehlen, ist das Stillen uneingeschränkt möglich und auch von mehreren unserer Patientinnen mit einer Augmentationsplastik mit Erfolg praktiziert worden. Der Schnitt ist etwa 5 cm lang und sollte direkt in oder etwas über die Inframammärfalte gelegt werden. Nach Abschluß der Wundheilung ist er fast unsichtbar. Theoretisch erscheint der areoläre Schnitt kosmetisch noch günstiger; es gab jedoch in einigen wenigen Fällen Wundheilungsstörungen mit Keloidbildung, die eine Narbenrevision erforderlich machten.

Der axilläre Schnitt ist trotz seiner verborgenen Lage nicht zu empfehlen, da er relativ lang ist und die Präparation fast vollständig ohne Sicht vorgenommen werden muß. Es kann hierbei tatsächlich eine nicht unbedeutende Blutung in Bereichen auftreten, die vom Hautschnitt 25 cm oder mehr entfernt sind.

Implantate mit Silastic-Gel-Füllung

Sowohl die auffüllbaren als auch die größenkonstanten Gel-Implantate sind bei uns verwendet worden. Ich ziehe die Gel-Implantate vor, weil es inzwischen so viele Größen und Formen auf dem Markt gibt, daß dadurch der Vorteil der auffüllbaren Prothese, jede spezielle Größe zu ermöglichen, unwichtig wird.

Die wassergefüllten Implantate bedeuteten einen technischen Fortschritt gegenüber den damals noch üblichen Gel-Prothesen, als diese noch recht dickwandig waren und eine Schweißnaht aufwiesen, die man gelegentlich durch die Haut fühlen konnte. Nachdem man jedoch durch verbesserte Technik eine nahtlose, dünnwandige Prothese herstellen konnte, war diese wesentlich weniger auffällig als die festeren inflatablen Prothesen. Bei den Gel-Prothesen haben wir kein Leck und keine Ruptur gesehen, während dies bei den auffüllbaren Prothesen recht häufig war.

Fixierungsgewebe

Manche Hersteller bringen an der hinteren Auflagefläche der Gel-Prothese einen Flecken („Patch") oder mehrere aus gewebtem Dacron-Netz an. Ich habe Prothesen mit und ohne Fixierungsgewebe verwendet.

Obwohl manche Autoren eine mögliche Fremdkörperreaktion auf das Fixierungsgewebe als Hauptursache für die Entwicklung einer Kapselfibrose ansehen, haben wir bei unserem Krankengut keinen Unterschied bei den Patientinnen mit oder ohne „Patch" gesehen.

Der Hauptvorteil besteht in der Fixierung der Prothesen an die Faszie; damit wird das Gewicht der Prothese völlig aufgefangen und stellt keine zusätzliche Belastung für den Hautmantel der Brust dar.

Obgleich unsere Untersuchungen noch nicht lange genug zurückreichen, um dies zu bestätigen, könnte man sich doch vorstellen, daß dieses zusätzliche Gewicht gerade dann eine Ptose der augmentierten Brust verstärkt, wenn die Haut Tonus und Elastizität verliert.

Rekonstruktion einer Hohlwarze

Hohlwarzen sind als kongenitaler Defekt, häufig in Verbindung mit einer Mikromastie, bekannt, oder sie entstehen später, wenn die Brust ihre Elastizität verliert. In diesem Fall sollte der Chirurg immer an ein Karzinom denken, besonders wenn die Inversion einseitig auftritt. Die Brust sollte besonders direkt unter der Mamille auf einen Tumor untersucht und auch ohne Befund bei der Rekonstruktionsoperation immer eine Probeexzision zur histologischen Untersuchung durchgeführt werden.

Die Korrektur der Hohlwarze hat in der chirurgischen Literatur erstaunlich wenig Beachtung gefunden, obwohl diese Fehlbildung sowohl psychisch belastend als auch funktionell minderwertig ist. Die Verfahren zur Korrektur reichen vom allereinfachsten – lang dauernde Saugbehandlung – bis zum kompliziertesten. *Skoogs*[12] gut durchdachte Rekonstruktion gehört in die letzte Gruppe und erlaubt der Patientin zu stillen (oft ein zwingender Grund für die Korrektur); wir meinen jedoch, daß bei dieser Operation der eigentlich pathologisch-anatomische Grund – nämlich die zu kurzen Milchgänge – nicht berücksichtigt wird. Wenn diese zu kurzen Gänge nicht durchtrennt werden, kommt es unvermeidlich zu einem schlechten Langzeitergebnis mit einem Rezidiv.

Bei dem Verfahren, das **wir** für das beste halten, werden diese Gänge – der wesentliche Schritt der Operation – durchtrennt. Deswegen sollte man es auch nur bei den Patientinnen anwenden, die später nicht stillen wollen.

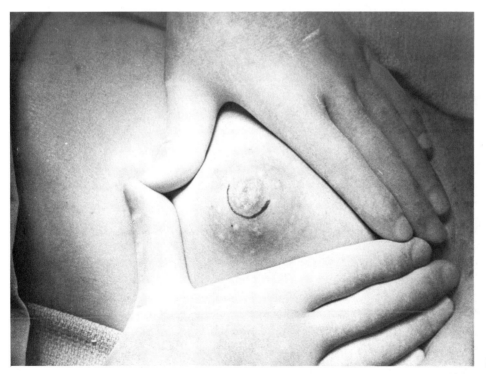

III.1

In lokaler oder allgemeiner Betäubung wird innerhalb der Areola an der Basis des Warzenzylinders ein halbkreisförmiger Schnitt gelegt (III.1).

42   2. Mamma-Augmentationsplastik

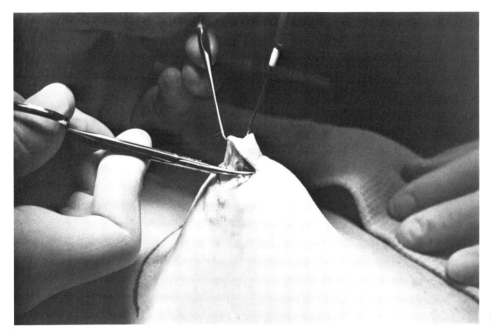

III.2

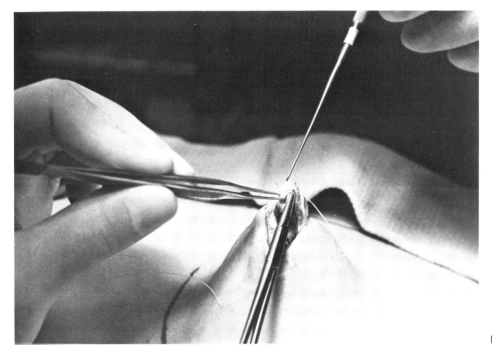

III.3

Das eingezogene Zentrum der Mamille wird markiert und mit einem Hauthäkchen über das Niveau der umgebenden Areola angehoben. Die Mamille wird unterminiert und jeder Milchgang so weit wie nötig durchtrennt, bis die Mamille von jeder Spannung befreit ist (III.2). Die Haut der Mamille wird dann vom Unterhautfettgewebe befreit und so gefaltet, daß eine geringe Überkorrektur der Mamille erreicht wird (III.3, III.4).

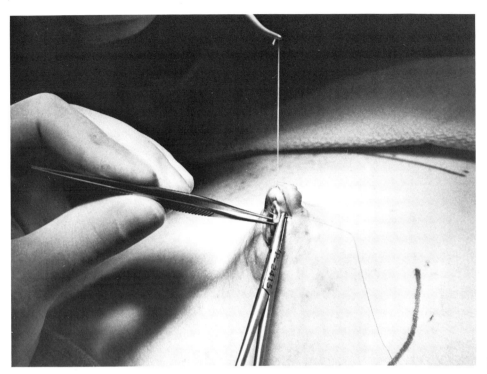

III.4

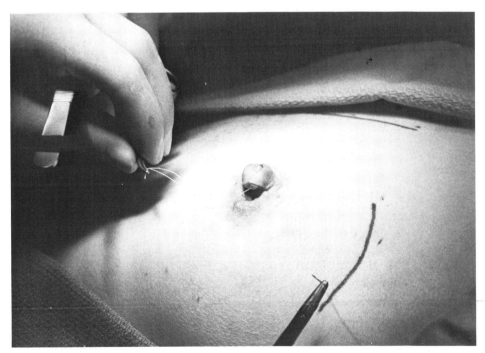

III.5

Nun kann die Mamille in ihre ursprüngliche Lage zurückfallen (III.5). Verschluß der Wunde mit Nylon intrakutan (III.6). Die Enden dieser Fäden werden hinter der Mamille gekreuzt und vorsichtig wie bei einem Tabaksbeutel-Verschluß angezogen, damit die Mamille ein wenig über Niveau zu liegen kommt. (III.7). Dabei muß man sehr darauf achten, daß die Mamille nicht einge-

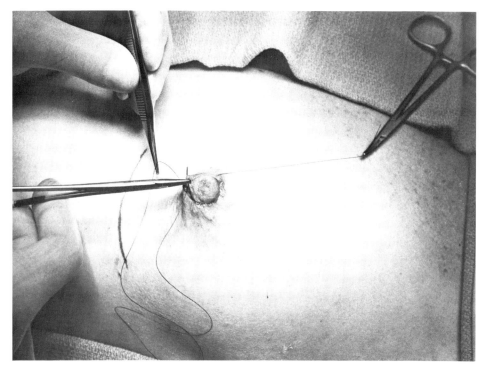

III.6

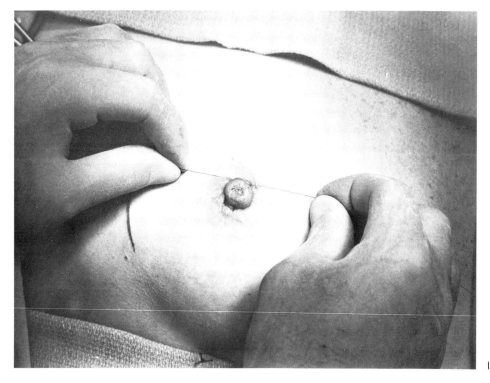

III.7

schnürt wird; der Verband sollte die Mamille zur besseren Überwachung der Durchblutung frei lassen, damit bei der geringsten Zyanose oder venösen Stauung diese Naht sofort gelockert werden kann.

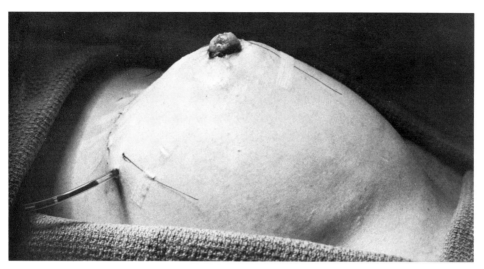

Abbildung III.8 zeigt eine Aufbauplastik mit gleichzeitiger Rekonstruktion der Mamille.

Dieses einfache Verfahren brachte uns gute Ergebnisse. Bei den Nachuntersuchungen fanden wir kein einziges Rezidiv. Ein erfreuliches Ergebnis zeigen die Abbildungen 2.18A und B.

Krankenhausaufenthalt

Seit dem Anstieg der Krankenhauskosten ist der Druck auf die Ärzte immer stärker geworden, die Folgekosten bei einer Augmentationsplastik so niedrig wie möglich zu halten. Deswegen führen viele Chirurgen die Operation entweder in der Ambulanz eines Krankenhauses oder in ihrer Praxis durch. Ich habe keine besonders starre Meinung zu dieser Frage, halte es aber für sicherer, wenn die Patientinnen über Nacht im Krankenhaus überwacht werden können. Schon die strenge Bettruhe mindert das Risiko einer Nachblutung ganz erheblich; Komplikationen können so schneller erkannt und beherrscht werden. Bei uns wird die Patientin am Morgen aufgenommen (die Blutuntersuchungen sind bereits am Tag vorher gemacht worden), in Vollnarkose operiert und meistens am folgenden Morgen wieder entlassen. Damit ist der stationäre Aufenthalt auf 24 Stunden begrenzt, was zumindest zur Zeit noch von den meisten Patientinnen bezahlt werden kann. Gewöhnlich möchten die Patientinnen aber etwas länger bleiben.

Postoperative Ruhigstellung

Mit der Zeit bin ich immer mehr davon überzeugt, daß die Entwicklung von Kapselfibrosen nicht unwesentlich, wenn auch nicht ausschließlich, damit zusammenhängt, daß die Arme in den ersten postoperativen Wochen zu viel und zu stark bewegt werden. Mit den Fixierungsgeweben wird zwar eine Fremdkörperreaktion hervorgerufen, die sich aber auf den Bereich zwischen dem Netz und der Pektoralisfaszie beschränkt. Wenn dieser Prozeß nicht gestört wird, heilt alles reizlos ein. Wenn jedoch durch zuviel Bewegung das Implantat sich ständig auf der Faszie verschiebt, werden die gerade entstandenen fibrösen Adhäsionen wieder aufgerissen, wobei dann Entzündungen und Serome als Vorläufer einer Kapselfibrose entstehen können.

Um dieser unangenehmen Komplikation vorzubeugen, verlangen wir jetzt eine ganz strikte Ruhigstellung der Patientin ohne Ausnahme:

1. *1.–10. Tag*
   Für die ersten zehn Tage sollte die Patientin als bettlägerig angesehen werden, wobei sie sich zwischen Bett und Sofa hin- und herbewegen und allenfalls lesen oder fernsehen darf. Wenn die Patientin kleinere Kinder hat, muß vorher deren Versorgung anderweitig gesichert sein. Wenn dies nicht gewährleistet ist, wird die Operation verschoben.

2. *11.–20. Tag*
   Während der nächsten zehn Tage sind leichte Tätigkeiten wie Staubwischen und einfache Küche erlaubt. Das Autofahren ist während der ersten zwei Wochen verboten. Nach dieser Zeit können Frauen mit körperlich nicht

2. Mamma-Augmentationsplastik

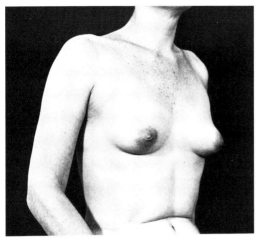
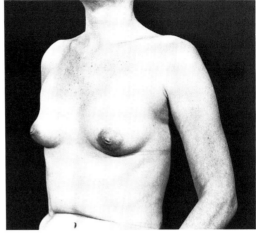

Abb. 2.18
A Präoperatives Bild bei Mikromastie mit Hohlwarzen
B Postoperativ prominente Mamillen mit fast unsichtbaren Narben

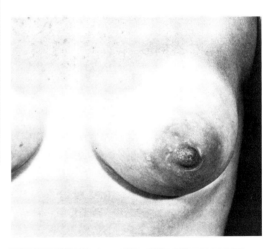

A

B

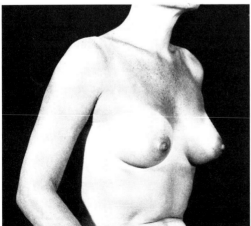
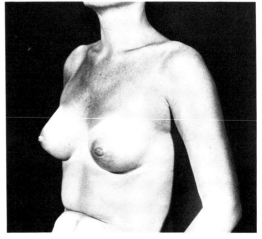

anstrengender Tätigkeit ihre Arbeit wieder aufnehmen.

3. *21.–35. Tag*

In der vierten und fünften Woche wird das Leben der Patientin fast wieder normal, verboten sind noch schweres Heben, Überstrekken und Sport.

Nach sechs Wochen kann die Patientin wieder ihr gewohntes Leben führen; Sportarten mit besonderer Belastung der Arme wie Tennis, Bowling, Volley-Ball und Langlaufski sollten jedoch solange vermieden werden, bis eine Fibrose nicht mehr zu erwarten ist. Dies gilt auch für sexuelle Aktivitäten im Bereich der Brust. Seitdem wir strikt auf der Einhaltung dieses Programmes bestanden haben, konnten wir die Häufigkeit von Narbenkontrakturen von 12% in den ersten vier Jahren auf 3½% in den letzten vier Jahren senken. Wir sind so vom Erfolg dieses Programms überzeugt, daß wir die Operation nur durchführen, wenn die Patientin ihre Mitarbeit garantiert.

Wie dem auch sei: ganz ist eine Kapselfibrose nicht zu vermeiden, zumindest nicht zum jetzigen Zeitpunkt – und das muß jeder Patientin mit dem Wunsch nach einer Augmentationsplastik eindringlich vorher gesagt werden.

Bezugsliteratur zu Kapitel 2

1. *Conway, H. C., Goulian, D.*: Experience with an injectable silastic R. T. V. as a subcutaneous material. Plast. Reconstr. Surg. 32:294, 1963
2. *Cronin, T. D., Gerow, F. J.*: Augmentation mammaplasty: a new „natural-feel" prosthesis, Trans III. Int. Congr. Plast. Surg. 41:1964
3. *DeCholnoky, T.*: Augmentation mammaplasty: a survey of complications of 10,941 patients by 265 surgeons. Plast. Reconstr. Surg. 45:573, 1970
4. *Edwards, B. F.*: Teflon-silicone breast implants. Plast. Reconstr. Surg. 32:519, 1963
5. *Grossman, A. R.*: The current status of augmentation mammaplasty. Plast. Reconstr. Surg. 52:1, 1973
6. *Harris, H. I.*: Dermofat and Ivalon sponge for the correction of the hypoplastic breast. Trans. I. Int. Congr. Plast. Surg. 387:1957
7. *Hartley, J. H.*: Specific applications of the double-lumen prosthesis. Clin. Plast. Surg. 3:247, 1976
8. *Longacre, J. J.*: The use of local pedicle flaps for reconstruction of the breast. Plast. Reconstr. Surg. 11:380, 1953
9. *Malbec, E. F.:* Mammary hypoplasia, correction implants, Trans. III. Int. Congr. Plast. Surg. 60:1964
10. *Perrin, E. R.*: The use of soluble steroids within inflatable breast prostheses. Plast. Reconstr. Surg. 57:163, 1976
11. *Regnault, P.:* One hundred cases of retromammary implantation of Etheron, Trans. III. Congr. Plast. Surg. 74:1964
12. *Skoog, T.*: Plastic Surgery. Stockholm, Almquist & Wiksell, 1974
13. *Tabari, K.*: Augmentation mammaplasty with simaplast implant. Plast. Reconstr. Surg. 44:468, 1969
14. *Watson, J.*: Some observations of free fat grafts. Br. J. Plast. Surg. 12:263, 1960
15. *Williams, J. E.*: Experiences with a large series of breast implants. Plast. Reconstr. Surg. 49:253, 1972

3. Mamma-Reduktionsplastik

Obwohl sich die Eingriffe teilweise technisch gleichen, ist die Reduktionsplastik in diesem Kapitel separat abgehandelt, ohne auf die Mammopexie oder die Korrektur einer Ptose einzugehen, weil bei der Reduktionsplastik sowohl das Gewebe reduziert als auch die Kontur korrigiert werden. Im wesentlichen ist die zu große Brust und nicht so sehr die gleichzeitig nachlassende Elastizität der Haut der Anlaß für den Wunsch nach einer Korrektur.

Das sogenannte Leiden, das behoben werden soll, hat viele verschiedene Namen: Brusthypertrophie, Makromastie, sogar Gigantomastie. Alle diese Bezeichnungen sind natürlich mehr anatomische Beschreibungen als pathologische Befunde einer wirklichen Krankheit.

Neben den hieraus resultierenden schweren psychologischen und gesellschaftlichen Problemen, wie z. B. Schwierigkeiten bei der Suche nach passender Kleidung und Hemmungen beim Tragen von Bade- und Sportkleidung gibt es auch erhebliche physische Beeinträchtigungen. Diese reichen von einer schlechten Haltung mit häufiger Osteoarthrose der Halswirbelsäule und einer Intertrigo und anderen Problemen bei der Körperpflege bis zu Druckstellen an der Schulter mit nachfolgender Dermatitis. Aus all diesen Gründen ist die Korrektur mit Sicherheit gerechtfertigt.

Wenn es schon genügend klinische Beschreibungen gibt, so ist die Anzahl der angegebenen Korrekturoperationen noch wesentlich höher. In zumindest einer Arbeit pro anno wird eine ganz neue Technik beschrieben, die bei genauem Hinsehen nur die geringfügige Variante eines schon lange anerkannten Verfahrens ist. Daneben gibt es natürlich bestimmte Arbeiten, die inzwischen als historische Meilensteine angesehen werden, – wie die von *Thorek*[10], *Biesenberger*[1], *Strömbeck*[9] und *Penn*[6] –, auf die später noch eingegangen wird. Dieses Durcheinander, wobei man ganz genau weiß, daß es kein optimales Verfahren gibt, hat seine Vor- und Nachteile. Während dem Anfänger der „rote Faden" fehlen mag, kann sich der erfahrene Chirurg mit entsprechendem Fingerspitzengefühl für den Umgang mit Gewebe und Verständnis für ausreichende Blutversorgung aus allen Quellen das Beste heraussuchen, um daraus **sein** Verfahren zu entwickeln, das ihm dann auch gute Ergebnisse liefert.

Wenn man an die klassische Beschreibung der plastischen Chirurgie von *Sir Harold Gillies* denkt, daß „hier ein ständiger Kampf zwischen Schönheit und Durchblutung herrscht", so liefert die Reduktionsplastik viel Stoff für erregte und widersprüchliche Diskussionen. Auf fast keinen anderen Bereich der plastischen Chirurgie paßt dieser scheinbar etwas oberflächliche und zynische Satz so gut: wenn bei der Operation eine gewisse ausgewogene Spannung nicht mit einberechnet wird – ein Übermaß würde die Durchblutung gefährden –, ist das Ergebnis schlaff und ziemlich mittelmäßig. Diese Herausforderung erklärt die endlose Flut wissenschaftlicher Ergüsse, die die plastischen Chirurgen in aller Welt produzieren in ihrem Bemühen um die perfekte Brust.

Und doch sind nach meiner eigenen Erfahrung – von anderen plastischen Chirurgen fast einstimmig bestätigt – alle Patientinnen, angefangen von jungen Mädchen mit juveniler Hypertrophie bis zur älteren Frau mit großen hängenden Mammae dankbar, daß dieser ungute Zustand mit den übergroßen Brüsten endlich vorbei ist. Diese Dankbarkeit ist normalerweise größer als das rein ästhetische Empfinden über sichtbare Narben, kaum auffallende Asymmetrie oder den Verlust der Mamillensensibilität. Über diese Komplikationen ist der Chirurg meist unglücklicher als die Patientin.

Historisches

Bei den ersten Reduktionsplastiken wurden Haut und Drüsenkörper ober- oder unterhalb der Mamille keilförmig reseziert (Abb. 3.1), letzteres noch etwas vorteilhafter wegen der weniger sichtbaren Narben, beides jedoch grob und verglichen mit der heutigen Technik völlig unmöglich. Die Geschichte der Reduktionsplastik und ihrer Anfänge ist ausführlich von verschiedenen Autoren dargestellt worden, wobei der Leser auf den Überblick von *Serafin* (1976)[8] hingewiesen sei. Eine kurze Erwähnung der wichtigsten historischen Daten sei jedoch gestattet.

1922 schlug *Thorek*[10] die Entfernung des überschüssigen Brustgewebes vor, wobei aus dem

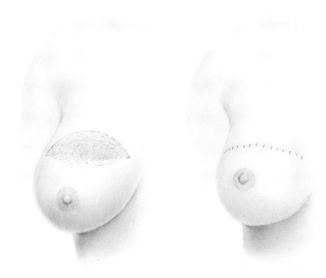

Abb. 3.1 Ein grobes Reduktionsverfahren aus der Vergangenheit

Rest eine neue Brust gebildet und die Mamille frei transplantiert wurde. In Abwandlungen gibt es dieses Verfahren heute noch.

Im selben Jahrzehnt beschrieben *Lexer*[4], *Biesenberger*[1] und *Joseph*[3] alle Methoden, bei denen die Haut reseziert und auf weite Strecken unterminiert wurde; die Mamille wurde mit ihrer Unterlage nach kranial verlagert; der Drüsenkörper wurde verkleinert und konisch geformt. Als häufige Komplikation sah man Nekrosen der Mamille oder der Haut.

1960 hat *Strömbeck*[9] all den plastischen Chirurgen neue Möglichkeiten eröffnet, die sich mit den hohen Komplikationsraten bei den älteren Verfahren zur Mamillentransposition auseinanderzusetzen hatten. Er gab ein Verfahren an, bei dem die Schablone nach *Wise* zur Markierung der Haut und die Bildung eines horizontalen Brückenlappens zur Erhaltung der Mamillendurchblutung verwendet wird. *McKissock*[5], *Penn*[6,7] und andere haben dieses Verfahren modifiziert und technisch verbessert, um sowohl die eckige Kontur etwas abzurunden als auch die auffälligen Narben zu vermeiden, die beim *Strömbeck*schen Verfahren entstehen, wenn man die Schnitte nach den Angaben dieses Autors legt.

Moderne Verfahren

Alle heute üblichen Verfahren können in zwei Gruppen unterteilt werden:

1. mit Resektion von Haut und Drüsenkörper und freier Mamillentransplantation
2. verschiedene Techniken zur Mamillentransposition

Resektion von Drüsenkörper und Haut mit freier Transplantation der Mamille

Diese Operation wurde im englischen Sprachraum 1922 zuerst von *Thorek*[10] angegeben und ist mit geringen Abänderungen (im wesentlichen nach *Conway*[2]) noch heute weit verbreitet.

Indikationen

Die Hauptindikation für dieses Verfahren ist die massive Hypertrophie oder auch eine schwere Ptose; und zwar dann, wenn die zur Versorgung der Mamille gebildeten Hautlappen zu groß sind, um später nach der Resektion in den verbliebenen Hautmantel zu passen. Da bei dieser Technik der Blutverlust und die Operationsdauer meist etwas geringer sind, gelten als weitere Indikationen höheres Alter oder andere Begleiterkrankungen; dabei kommt es nicht so sehr auf ein ästhetisch perfektes, sondern mehr auf ein zeitlich begrenztes Ergebnis an. Gewöhnlich verlangen dies auch die Patientinnen.

Technik

Markierung: Eine genaue und symmetrische Markierung der Schnittführung ist äußerst wich-

3. Mamma-Reduktionsplastik

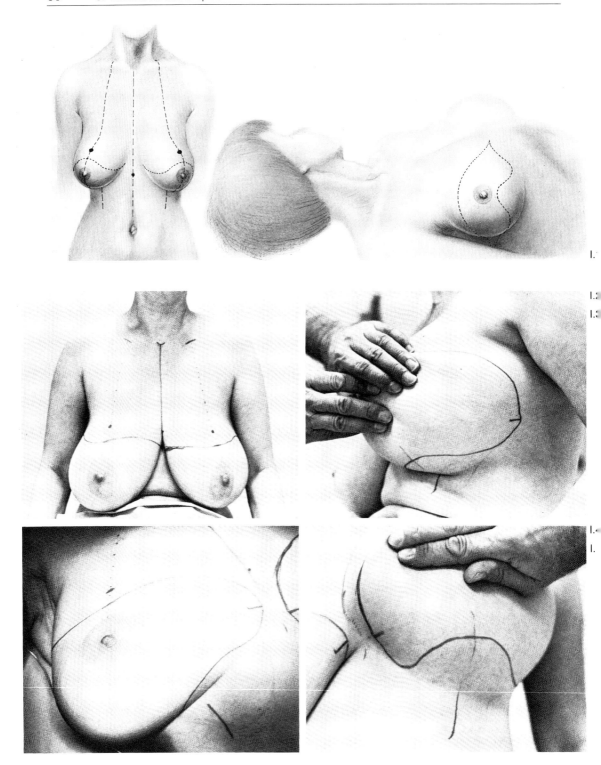

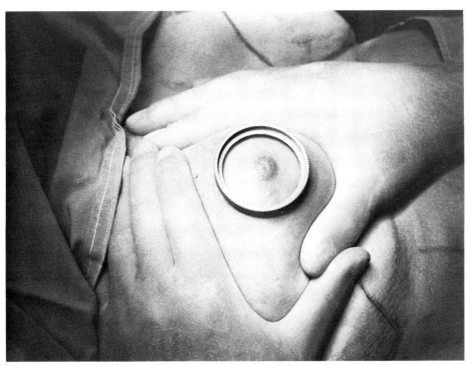

I.6

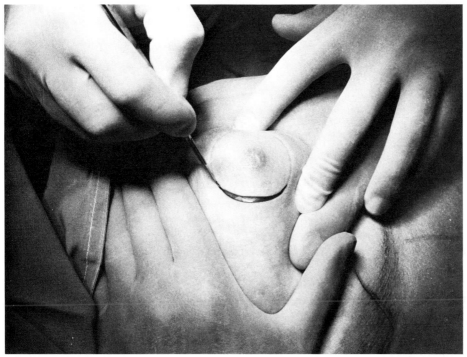

I.7

tig und wird an der sitzenden Patientin vor Narkosebeginn vorgenommen (I.1). Das verkürzt nicht nur die Operationsdauer, sondern vermeidet auch die Verschiebung lageabhängiger Fixpunkte.

Die Mittellinie wird mit einem senkrechten Strich vom Jugulum über das Xiphoid bis zum Nabel angezeichnet, ebenso die Achsen beider Mammae von der Claviculamitte bis zur Mamille. Die spätere Lage der Mamille wird auf dieser Achse

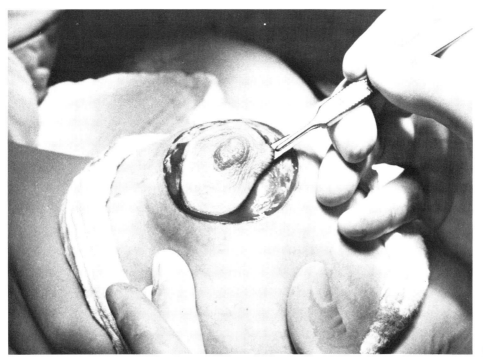

I.8

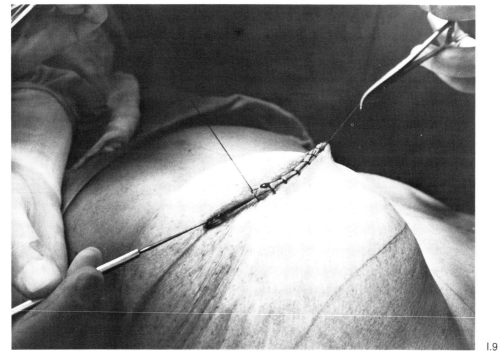

I.9

der Submammärfalte gegenüber angegeben (I.2). Diese neue Position wird per Augenmaß geschätzt, sowohl was die Höhe als auch die Symmetrie anbelangt; ein Zentimetermaß ist etwas verläßlicher. Jede Mamille sollte zwischen 19 und 21 cm vom Jugulum entfernt sein, je nach Größe der Patientin. Die Lage des vorderen Hautschnittes bestimmt die spätere Größe der Brust. Ihr Mittelpunkt liegt auf der schon erwähnten Brustachse 5–7,5 cm unterhalb der neuen Mamille.

Moderne Verfahren

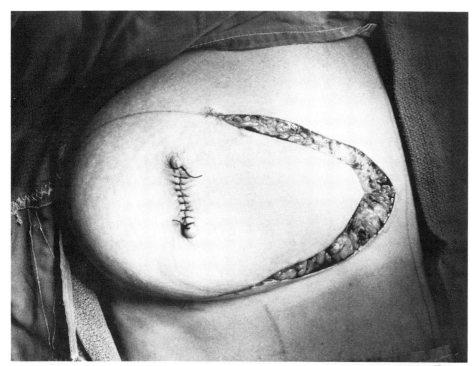

I.10

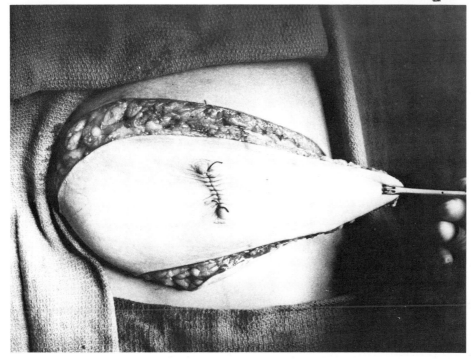

I.11

Von diesem Punkt aus verläuft er bogenförmig nach unten bis zum medialen und lateralen Rand der Mamma (I.3, I.4). Der rückwärtige Schnitt wird in die Inframammärfalte gelegt; dabei spart man eine „abgerundete Zunge" von ungefähr 7–8 cm Breite und 4–5 cm Höhe auf der Unterfläche der Brust aus (I.5). Dieser Lappen wird beim Hautverschluß zur Schaffung der konischen Form verwendet.

54 3. Mamma-Reduktionsplastik

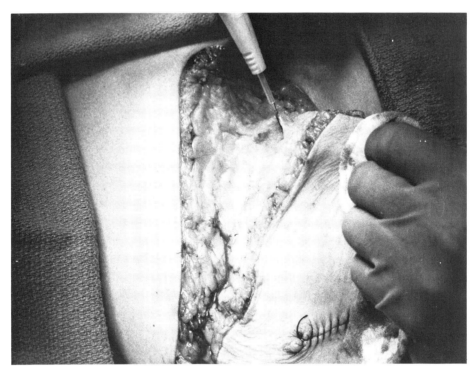

I.12

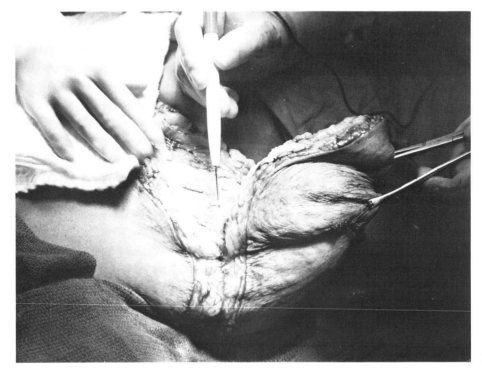

I.13

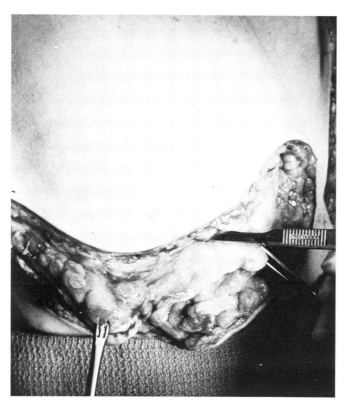

Die vorderen und hinteren Schnitte (I.10) werden nun mit dem elektrischen Messer (I.12) bis auf die Faszie (I.11) durchgezogen. Das ganze Gewebe oberhalb des oberen Schnittes wird belassen, der untere Lappen auf ca. 2–3 cm Dicke reduziert. Dadurch wird das überflüssige Brustgewebe entfernt. Man wiegt das abgetragene Präparat aus. Bei erheblicher Diskrepanz kann auf der entsprechenden Seite nachreseziert werden. Da bei diesem Schritt die meisten Blutungen auftreten, muß die Blutstillung hier besonders exakt sein.

I.14

Inzisionen: Spreizen der Mamille durch den Assistenten und Markieren derselben mit einem Metallring von 5 cm Durchmesser (I.6). Fast alle Mamillen sind bei hypertrophischen Brüsten vergrößert und sollten auf ungefähr diese Größe reduziert werden. Hautschnitt an der Kreismarkierung und Entnahme der Mamille als freies Vollhauttransplantat (I.8). Blutungen werden mit dem Elektrokauter gestillt und der Defekt mit einer blutstillenden überwendlichen Naht verschlossen (I.9). Die Mamillen werden in einen mit Kochsalzlösung getränkten Schwamm gebettet und an einem **sicheren** Platz bis zur späteren Wiederverwendung aufbewahrt. (Auch das vorübergehende Verlegen der Mamillen bedeutet eine wahre Katastrophe für den plastischen Chirurgen und zerstört die Harmonie im Operationsablauf.)

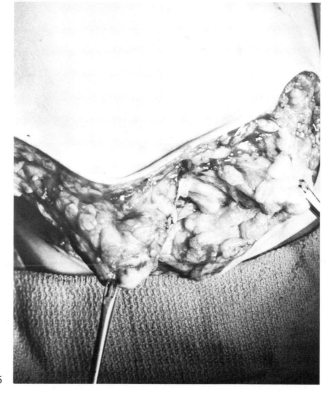

I.15

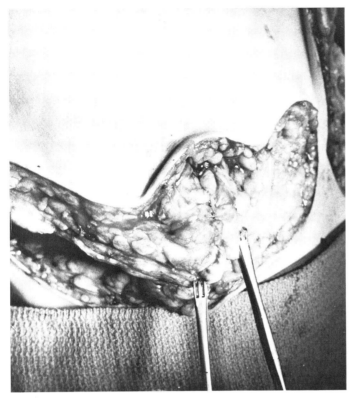

I.16

I.17

Modellierung der neuen Brust:
Die Hautränder der oberen Inzision werden vom Unterhautfettgewebe abgelöst (I.14), wodurch die Haut etwas flexibler wird. Dann wird im mittleren Drittel der oberen Resektionsgrenze ein kleiner dreieckiger Gewebskeil (I.15) entfernt, damit durch Vernähen des Defektes der erste Schritt zur Bildung des Konus gemacht werden kann (I.16).

Das übrige nach der ausgedehnten horizontalen Resektion verbliebene Drüsengewebe wird zur Vervollständigung des Konus vertikal gefaltet (I.17).

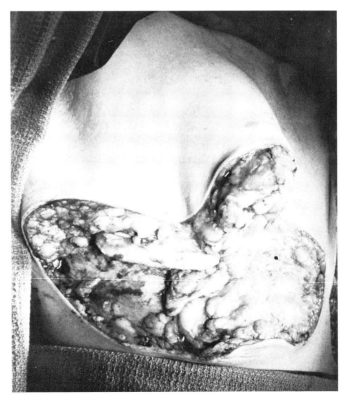

Moderne Verfahren 57

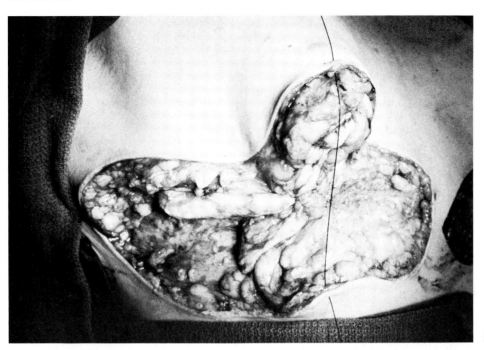

I.18

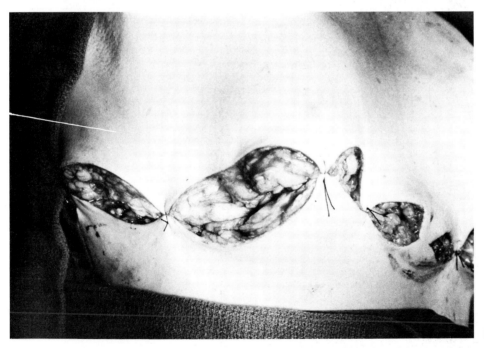

I.19

Nun legt man einige Situationsnähte (I.18), um zu sehen, wie das Gewebe zueinander paßt (I.19), und ob die richtige Form entsteht. Wenn die Brust zu locker und formlos erscheint, werden noch weitere Adaptationsnähte in den Drüsenkörper gelegt, wenn nötig auch gegen das Periost der Rippen verankert. Wenn andererseits die Brust zu gespannt und fest zu werden scheint, müssen solche Nähte wieder entfernt werden, um eine normale Form zu erhalten.

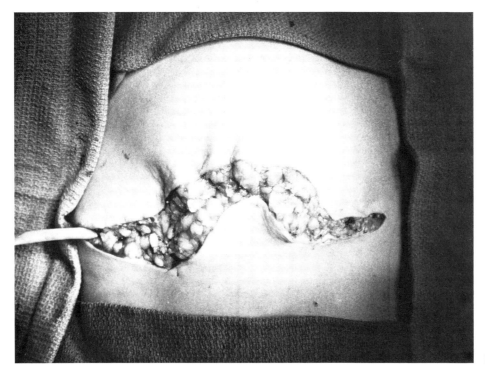

I.20

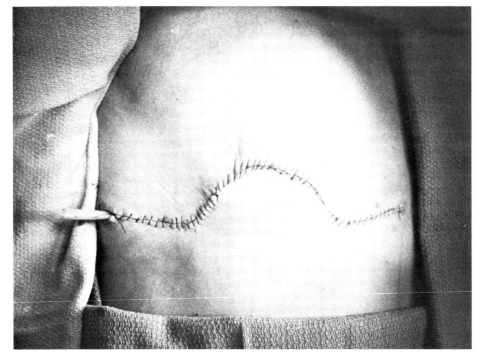

I.21

Wundverschluß: Schichtweiser Wundverschluß über einem weichen Penrose-Drain (I.20, I.21).

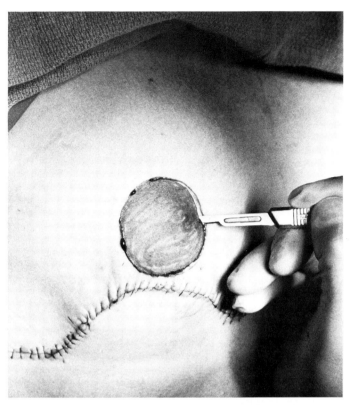

I.22

Entnahme eines kreisrunden Spalthauttransplantates von 5-cm-Durchmesser an der zukünftigen Position der neuen Mamille. (I.22, I.23). Diese sollte ungefähr der dafür vorgesehenen Lokalisation entsprechen, kann jedoch der neuen anatomischen Lage angepaßt werden, wenn die Spitze der Brust an einer anderen Stelle entstanden ist.

Die Mamille wird auf ihrer Unterlage mit einzelnen Seidennähten fixiert, wobei die Fäden lang belassen werden (I.24). Die Hautränder werden mit einer fortlaufenden dünnen Nylonnaht adaptiert (I.25) und die langgebliebenen Seidenfäden über einem Tupfer verknotet (I.26).

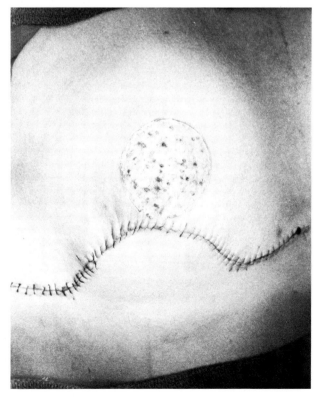

I.23

3. Mamma-Reduktionsplastik

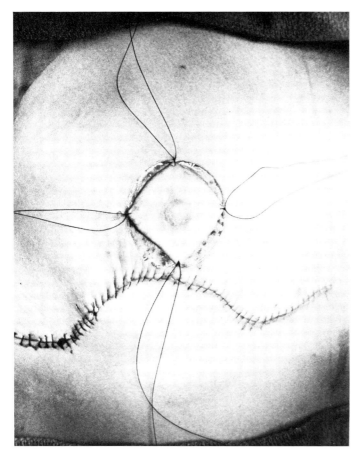

I.24

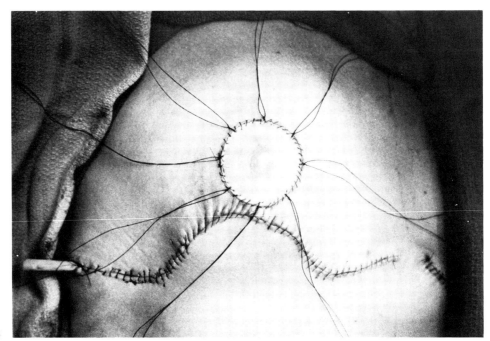

I.25

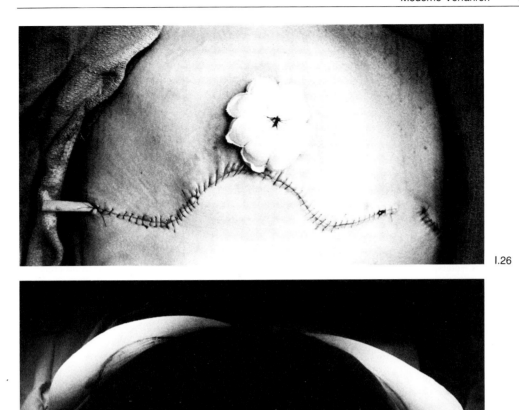

I.26

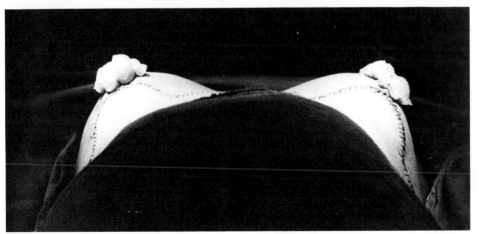

I.27

I.28

Nach der Versorgung mit den üblichen Drainagen und Verbänden wird ein Spezialbüstenhalter nach Jobst angelegt.

Prä- und postoperative Ansicht der Patientin in Rückenlage in I.27 und I.28.

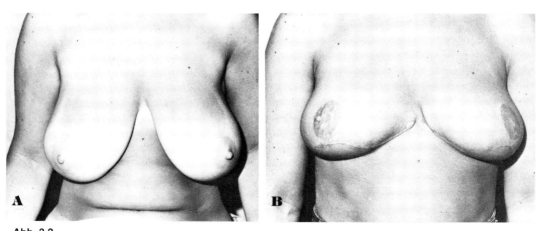

Abb. 3.2
A Mammahypertrophie und Ptose präoperativ
B Nach der Reduktion durch Resektion und freier Mamillentransplantation. Hier ist ein Verlust an Mamillen-Relief zu erkennen

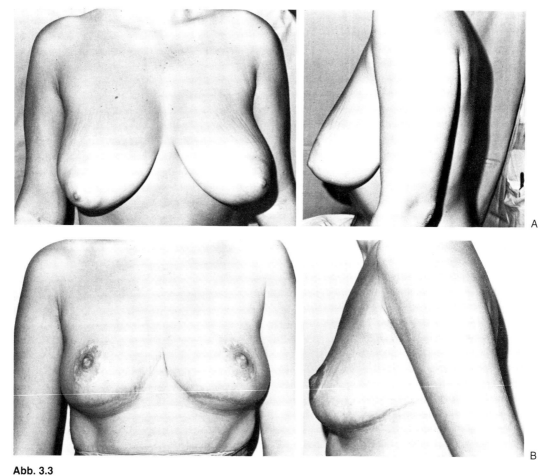

Abb. 3.3
A Mammahypertrophie präoperativ
B Nach Resektion und Mamillentransplantation. Das Ergebnis ist annehmbar, die Abgrenzung der Mamille erscheint jedoch etwas verschwommen

Moderne Verfahren 63

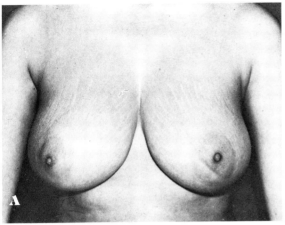
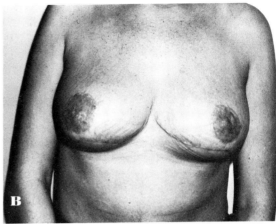

Abb. 3.4
A Mammahypertrophie präoperativ
B Zufriedenstellendes postoperatives Resultat

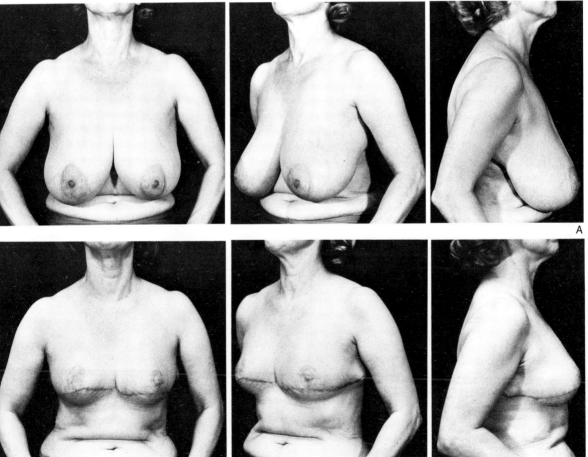

Abb. 3.5
A Mammahypertrophie größeren Ausmaßes mit tiefen Schulterfurchen und gebeugter Körperhaltung
B Nach einer erheblichen Reduktion, die etwas beeinträchtigt ist durch prominente und unregelmäßige Narben

Beispiele zur Verdeutlichung dieser Methode mit prä- und postoperativen Bildern werden in den Abbildungen 3.2, 3.3, 3.4 und 3.5 gezeigt.

Operationen mit Transposition der Mamille

Diese Eingriffe, noch in schlechtem Ruf wegen der früher häufig aufgetretenen Durchblutungsstörungen, sind durch die Arbeit von *Strömbeck* erheblich aufgewertet worden und gelten bei bestimmten Voraussetzungen als die beste Methode, weil die Brust und besonders die Mamille nach vollständiger Abheilung natürlicher wirken. Die Mamille ist gut von der periareolären Haut abgesetzt und weist unverändertes Relief und Erektilität auf.

Indikationen

Die Indikation für eine Mamillentransposition ist immer dann gegeben, wenn eine Reduktion des Drüsenkörpers erforderlich wird, ohne daß diese so umfangreich werden muß wie bei der zuvor beschriebenen Methode mit Amputation und freier Transplantation, oder wenn Begleiterkrankungen zu einem möglichst einfachen Vorgehen mit kurzer Dauer und wenig Blutverlust zwingen.

Technische Möglichkeiten

Da bei der Resektion die Reduktion sowohl vertikal als auch horizontal vorgenommen werden muß, liegen auch die geplanten Inzisionen vertikal und horizontal im Sinne eines umgekehrten T. Bei einer anderen Technik von *Dufourmentel, Mouly* und *Schatten* wird ein schräger lateraler Keil verwendet. Das vermeidet die inframammäre Narbe, die in ihrem mittleren Teil zur Keloidbildung neigt. Diese Methode ist nur möglich, wenn sehr wenig Drüsengewebe reseziert werden muß; sie ist besonders geeignet zur Korrektur der Ptose und wird deshalb in Kapitel 4 besprochen.

Allen anderen Techniken sind gemeinsam:

1. eine „Schlüsselloch"-Inzision zur Verlagerung der Mamille nach oben
2. die Erhaltung der Mamille in ihrer ursprünglichen Gefäßversorgung
3. eine keilförmige Resektion von Haut und Brust mit einem umgekehrten T als endgültige Narbe.

Alle diese Methoden verwenden ähnliche Hautschnitte und unterscheiden sich im wesentlichen dadurch, daß sie auf verschiedene Weise die Gefäßversorgung der Mamille erhalten. 1960 beschrieb *Strömbeck* ein Verfahren, das auf seine Gefäßuntersuchungen zurückging: die wesentliche Gefäßversorgung kommt aus der A. thoracica lateralis und aus Ästen der A. mammaria interna. Er resezierte ober- und unterhalb der Mamille Drüsengewebe und beließ sie auf einem horizontalen deepithelisierten „korbhenkelartigen" Gewebsstück – dem sogenannten „Brückenlappen" (Abb. 3.6).

Jetzt konnten die Mamillen zwar viel besser erhalten werden. Dafür konnte man aber bei weitem nicht so viel Gewebe resezieren, weil man die langen Gewebsbrücken nicht in einen zu kleinen Hautmantel einpassen konnte. Das *Strömbeck*-Verfahren liefert häufig etwas „eckige" Brüste, wobei sich die Mamille oft retrahiert.

1972 hat *McKissock*[5] das Verfahren abgeändert, indem er nicht ober- und unterhalb der Mamille, sondern medial und lateral resezierte. Dabei entstand ein vertikal gestielter, zweiflügeliger, deepithelisierter Lappen aus Brust und Haut zusammen mit der Areola. *McKissock* hat dabei erkannt, und dies ist auch von anderen Autoren bestätigt worden, daß Mamille und Warzenhof leichter angehoben werden können und weniger dazu neigen, sich wieder zu retrahieren. Auch das etwas eckige und flachbrüstige Aussehen konnte verbessert werden (Abb. 3.7).

Penn[6, 7] hielt in einer Reihe von Arbeiten das Konzept der „Hautbrücke" für einen Trugschluß. Solange die Mamille von einem deepithelisierten Lappen versorgt wird, der ungefähr im Durchmesser 5 cm größer ist als die Mamille, solange ist sie nicht gefährdet, ausgenommen durch unerwartete Zwischenfälle. Er verläßt sich nicht auf vorgeplante Inzisionen, sondern bringt die Mamille an die gewünschte Position, reseziert dann unterhalb entsprechend viel Drüsengewebe, schneidet den Hautmantel so zu, daß keine „Eselsohren" entstehen und legt die untere Inzision in die Submammärfalte. Dieses Grundkonzept hat dem Autor mit später noch beschriebenen Abänderungen die besten Ergebnisse gebracht (Abb. 3.8).

Komplikationen

Wie bei allen Resektionen in gut durchblutetem Gewebe kann jederzeit ein Hämatom auftreten. Die Beachtung der chirurgischen Technik und das Einlegen von weichen Penrose-Drains zur Ableitung einer postoperativen Sickerblutung können eine Hilfe sein. Jedes größere Hämatom,

Komplikationen

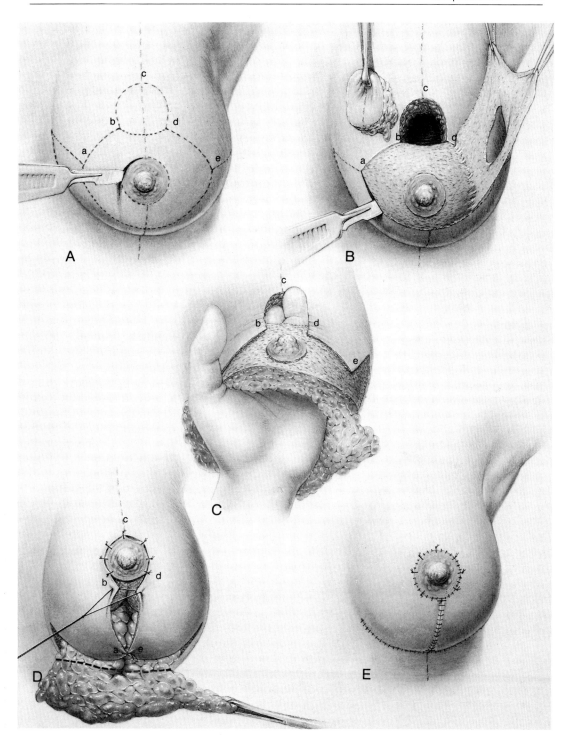

Abb. 3.6 *Strömbeck*-Verfahren. Deepithelisierung des horizontalen Brückenlappens mit der Mamille innerhalb bestimmter Grenzen. Die Mamille wird nun nach kranial verlagert, nachdem hier zuvor ein entsprechender Gewebszylinder entfernt worden ist. Anschließend wird die Gewebsbrücke unter den Hautlappen gefaltet

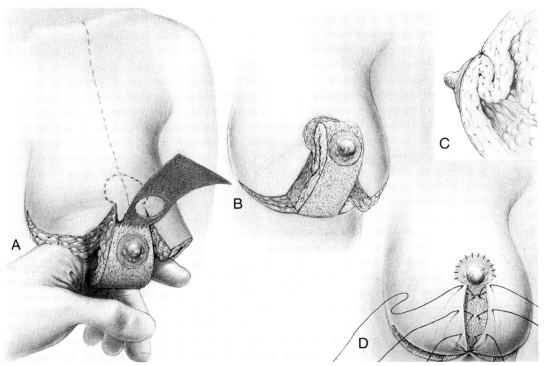

Abb. 3.7 Verfahren nach *McKissock*. Die Resektion wird wie bei *Strömbeck* geplant, die Hautbrücke ist vertikal gerichtet und wird zur Anhebung der Mamille gedoppelt

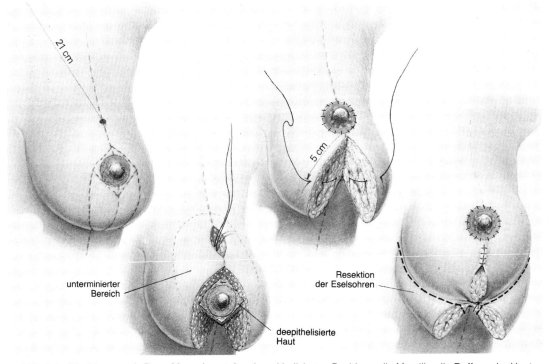

Abb. 3.8 Verfahren nach *Penn*. Man erkennt den de-epithelisierten Bezirk um die Mamille, die Raffung der Haut im unteren Anteil der Brust und die Exzision der „Eselsohren" medial und lateral je nach Bedarf

das sich beim ersten Verbandswechsel zeigt, muß ausgeräumt werden, wobei dies gewöhnlich keinen Einfluß auf das Endergebnis hat.

Die Fettgewebsnekrose ist heimtückischer und nicht ohne Folgen. Im postoperativen Verlauf tritt sie später auf als ein Hämatom (häufig sogar nach scheinbar komplikationslosem Heilungsverlauf), dann jedoch mit einer Wunddehiszenz und wochenlangem Abgang von flüssigem Fett aus der Wunde. Diese unangenehme, aber unvermeidbare Komplikation kann schlimmstenfalls durch den Substanzverlust eine Asymmetrie oder häßliche unregelmäßige Narben hervorrufen, die erneuter Korrektur bedürfen.

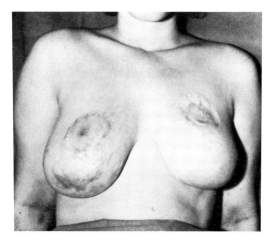

Abb. 3.9 Sehr häßliche Brüste mit erheblicher Asymmetrie, falscher Lage der Mamillen und untragbaren Narben. Dieser Befund sollte unbedingt korrigiert werden

Komplikationen bei der Resektion und der freien Transplantation der Mamille

Das Verfahren hat gewisse spezifische Nachteile. Die Schnittführung mit wenig Spannung auf der vertikalen Achse, wie beschrieben, kann die Brust nur wenig „liften", so daß die etwas formlose Mamma an einen Sandsack erinnert. Die Technik der freien Mamillentransplantation bewirkt unvermeidlich den Verlust von Sensibilität, Substanz und Erektilität ebenso wie unscharfe Konturen am Warzenhof. Gelegentlich kommt es zur totalen oder partiellen Nekrose der Mamille.

Aus diesen Gründen bevorzugen die meisten Chirurgen, auch der Autor, Verfahren mit Transposition der Mamille, wenn sie technisch durchführbar und medizinisch indiziert sind. Unter unseren fast 200 Reduktionsplastiken finden sich nur 18 (das sind ca. 10%) „Amputationen mit freier Transplantation".

Komplikationen bei der Transposition der Mamille

Untragbare ästhetische Ergebnisse, Asymmetrien und falsche Lage der Mamillen sind meist die Folge unzureichender Planung (Abb. 3.9). Die häufigste Ursache ist zu großes Vertrauen in die eigenen Fähigkeiten des Operateurs, der dazu noch glaubt, freihändig und im Liegen modellieren zu können. Deshalb ist der Autor der festen Meinung, daß das Anzeichnen immer nur im Sitzen und vor Narkosebeginn vorgenommen werden sollte, auch um die Narkosedauer zu verkürzen.

Bei ausreichender Planung sind die meisten Komplikationen durch die Gewebsspannung und bei der Wundheilung zu erwarten. Wie bei vielen anderen Eingriffen in der plastischen Chirurgie, ist eine gewisse Spannung auf der Wunde sogar erwünscht. Das richtige Maß an Spannung bringt die erhoffte Aufrichtung, zu viel führt zur Wunddehiszenz (Abb. 3.10).

Die Durchblutung der Haut kann durch die falsche Wahl der Methode ebenso gestört werden wie durch übereifriges Präparieren. Daneben gibt es auch Spätkomplikationen, wenn sich postoperativ ein Ödem bei einer gerade noch tolerablen Spannung bildet. Fettgewebsnekrosen sind recht häufig – bedauerlich, aber unvermeidbar. Hämatome sind theoretisch vermeidbar,

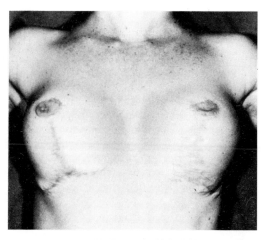

Abb. 3.10 Breite Narben nach Nahtdehiszenz und zu großer Abstand zwischen Mamille und Submammärfalte

aber in der Praxis kommen sie bei diesen ausgedehnten Resektionen in 5 bis 10% der Fälle vor. Die Ptose der Brust nach der Reduktionsplastik ist weniger eine Komplikation als vielmehr eine oft beobachtete Folge. Alter, Elastizitätsverlust und Gewicht lassen das alte Leiden erneut auftreten und machen eine Revision erforderlich. Schnelle Gewichtszu- oder -abnahme sollte vermieden werden, da sich dies auch auf die Brust auswirkt und das Operationsergebnis so oder so beeinträchtigt.

Behandlung der Komplikationen

Häßliche Narben nach Fettgewebsnekrose mit beträchtlicher Fistelbildung und eventueller Entstehung einer Kontraktur, Wunddeshiszenz nach übermäßiger Spannung und Neigung zur Keloidbildung werden am besten durch einfache Narbenrevision mit subtilem Wundverschluß behandelt. Man sollte dies aber erst neun Monate bis ein Jahr nach dem Ersteingriff vornehmen, auch wenn die Patientin zu einer früheren Korrektur drängt. In dieser Zeit können das indurierte Gewebe wieder weicher und die Haut wieder elastischer werden; dadurch steht die neue Naht unter weniger Spannung. Solche Komplikationen sind zwar enttäuschend, jedoch relativ unbedeutend und leicht zu behandeln. Wesentlich folgenschwerer und technisch aufwendiger sind die Entstellungen, die auf mangelnde präoperative Taktik zurückgehen. Jede sekundäre Deformität muß individuell beurteilt und so behandelt werden, daß wieder möglichst viel Symmetrie zurückgewonnen wird. Gewöhnlich müssen dabei die Spuren der Erstoperation völlig beseitigt und die Revision sorgfältig geplant werden. Dabei muß man, um der Symmetrie willen, meist auf die ursprüngliche Größe der Brust verzichten (Abb. 3.11A, B, C).

Ein wichtiger Rat für den Anfänger: wenn das schlechte Ergebnis auf ungenügende Planung beim Ersteingriff zurückzuführen ist, wird die Revision wesentlich schwieriger als der Ersteingriff, und die Chancen für ein gutes Ergebnis stehen schlecht. Dann sollte der Anfänger sich nicht scheuen, um Rat zu fragen, und den Fall, wenn erforderlich, einem erfahreneren Kollegen weiterzugeben, auch wenn dies demütigend wirken kann.

Eigene Methode

Wenn man mit einer massiven Hypertrophie oder Ptose konfrontiert wird, die die Verwendung gestielter Lappen zur Transposition der Mamille ausschließen, muß man eine Amputation mit freier Transplantation vornehmen. Dann kann man entweder den Eingriff nach *Thorek* vornehmen, wie bereits ausführlich in diesem Kapitel beschrieben, oder nach *Strömbeck* mit en bloc Resektion des Drüsengewebes und Verlagerung der auf einem Gewebskeil erhaltenen Mamille auf die Spitze des neuzubildenden Konus. Diese Operationen sind aber immer ein Kompromiß und bringen weniger schöne Ergebnisse als die Transposition der Mamillen.

Aus den genannten Gründen sollte deshalb, wann immer nur möglich, die Transposition vorgezogen werden. Obgleich beide Methoden, *Strömbeck* und *McKissock*, mit wenig Komplikationen und recht guten Ergebnissen aufwarten, war der Autor tief beeindruckt von dem Eingriff nach *Penn*, demonstriert von Dr. *W. Powers*, der gerade von einer Studienreise aus Südafrika zurückgekommen war.

Dieses Verfahren, mit entsprechenden Abwandlungen nach den jeweiligen persönlichen Erfahrungen eines jeden einzelnen Chirurgen, stellt eine gelungene Kombination dar: einerseits werden die Hautschnitte exakt geplant, andererseits hat man noch genügend Spielraum für erforderliche Variationen bei der Operation selbst. Die wesentlichen Gesichtspunkte sind folgende:

1. symmetrische Lage der Mamillen in richtiger Höhe
2. richtiges Verhältnis zwischen der Resektion von Haut und Drüsenkörper, um der Brust eine gute Gestalt geben zu können, die einerseits der Körpergröße der Patientin und andererseits ihrem Wunsch nach einer schönen konischen Form ohne übermäßige Spannung gerecht wird.

Anzeichnen der Schnittführung

Eine verstellbare Schlüssellochschablone aus Metall, nach den Angaben des Autors von der Firma Cosmetech Corporation hergestellt, wird zur Markierung der neuen Mamillenlage und zur Festlegung der Hautresektionsgrenzen verwendet (Abb. 3.12).

Bei der wachen, sitzenden Patientin (aus bereits erklärten Gründen) wird entsprechend der Achse der Brust eine Linie von der Mitte der Clavicula bis zur Mamillenspitze gezogen. Dann folgt die Mittellinie vom Jugulum über das Xiphoid bis zum Nabel. Das „Schlüsselloch" wird so gelegt, daß die Spitze der neuen Areola auf dem Schnitt-

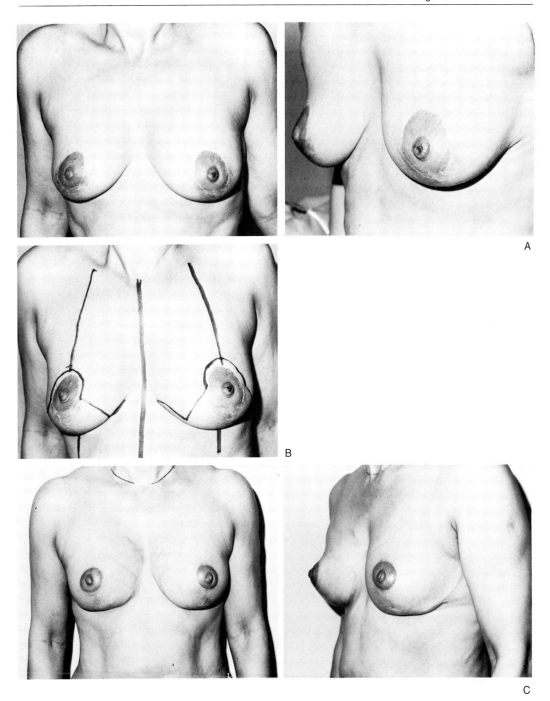

Abb. 3.11
A Dieses Problem ist nicht so dramatisch wie die Fälle in den Abbildungen 3.9 und 3.10. Man erkennt eine sekundäre Ptose, nicht identische Mamillen und breite Narben
B Mit Hilfe einer Schlüssellochresektion der überschüssigen Haut unter Mitnahme aller Narben wird die Korrektur geplant
C Zufriedenstellendes Ergebnis, allerdings zum Teil auf Kosten der Brustgröße

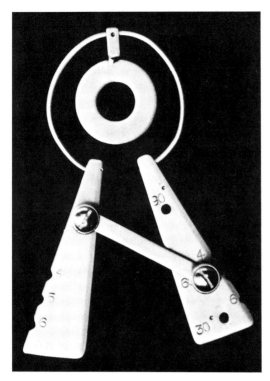

Abb. 3.12
Muster einer verstellbaren Schablone zum Anzeichnen der Schnittführung bei der Reduktion

punkt zwischen der neuen Inframammärfalte und der Mittellinie der Brust liegt (II.1, II.2).

Für diese Lage gibt es zwei weitere Kontrollpunkte:

1. die Mamille sollte in Höhe des Überganges vom mittleren zum distalen Drittel des Humerus liegen
2. die Abstände beider Mamillen vom Jugulum sollten identisch sein und je nach Größe der Patientin zwischen 19 und 21 cm betragen.

Das Schlüsselloch wird dann so ausgebreitet, daß sich je nach Wunsch verschiedene Winkel zwischen beiden Schenkeln der Schablone einstellen lassen:

1. Ein Winkel von 120° ergibt die Form für einen B-Cup (II.3).
2. Ein Winkel von 90° ergibt einen C-Cup (II.4)
3. Ein Winkel von 60° mit relativ wenig resezierter Haut ergibt einen D-Cup (II.5).

Die Länge der beiden Schenkel am Schlüsselloch (der vertikale Anteil des Hautschnittes) kann ebenfalls entsprechend der gewünschten Größe verändert werden. Eine Länge von 4 cm ergibt einen B-Cup, 5 cm einen C-Cup und 6 cm einen D-Cup.

Der vertikale Schnitt sollte **niemals** länger als 6 cm sein, sonst reitet die Mamille auf dem oberen

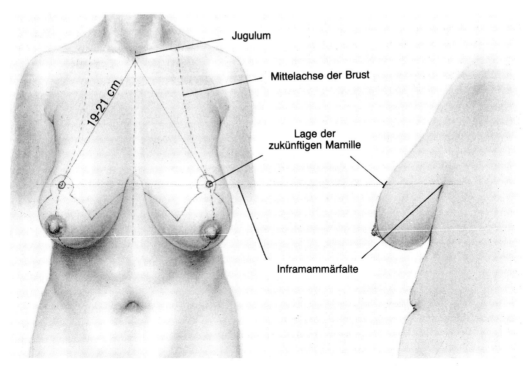

II.1

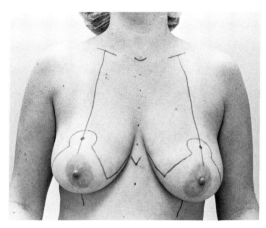

II.2

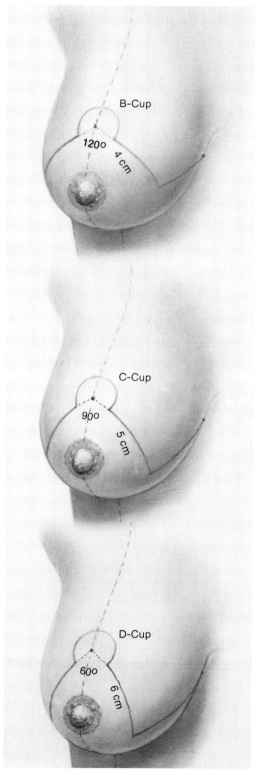

Anteil der Brust, was sehr unästhetisch wirkt und die Brust stark entstellt. Die Submammärfalte wird (auch im Sitzen) angezeichnet und bekommt ein kleines gleichseitiges mit der Spitze nach oben gerichtetes Dreieck in ihre Mitte. Dieser dreieckige Lappen ist deswegen besonders wichtig, weil damit der Schwachpunkt einer „Drei-Punkte-Naht" vermieden werden kann: man kann ihn deepithelisieren und damit die Naht unterstützen, oder man kann damit die endgültige Spannung auf der Wunde ausgleichen.

Der horizontale submammäre Schnitt wird zunächst so kurz wie möglich gehalten, sowohl nach medial als auch nach lateral, weil man ihn gegen Ende des Eingriffes immer noch gut erweitern kann, um die „Eselsohren" wegzunehmen. Diese Schnitte verlaufen bogenförmig vom Ende der Schlüssellochschenkel bis zur lateralen und medialen Begrenzung der inframammären Inzision.

Inzision und Resektion

Mit einem runden Metallring von 5 cm Durchmesser wird die Areola mit der Mamille als Zentrum markiert (II.6, II.7). Dieser Kreis wird inzidiert, die Haut aber nicht völlig durchtrennt (II.8). Das umgebende Gewebe (teils Mamille, teils Haut) wird unterminiert und deepithelisiert in einem Umkreis von 3–5 cm (II.9). Das ist die ganze dermale Gefäßversorgung, die die Mamille braucht (II.10). Jenseits dieser Grenze kann die Haut bis auf das Fettgewebe entfernt werden (II.11).

Die Haut wird nun der Planung entsprechend reseziert und so die Größe des Hautmantels festgelegt (II.12). Von diesem Punkt an richtet sich die Größe nach dem Umfang des resezierten

II.3, II.4, II.5

3. Mamma-Reduktionsplastik

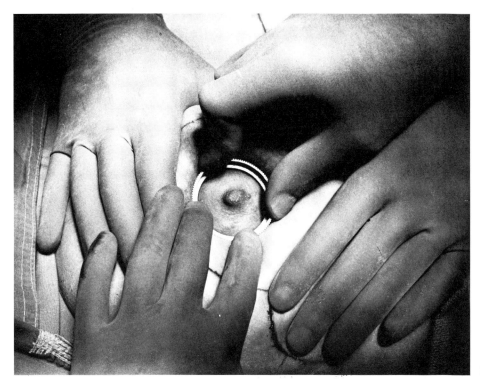
II.6

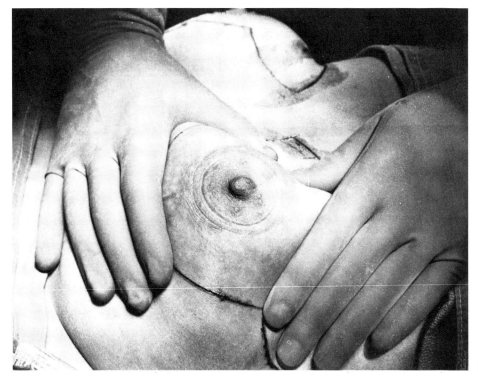
II.7

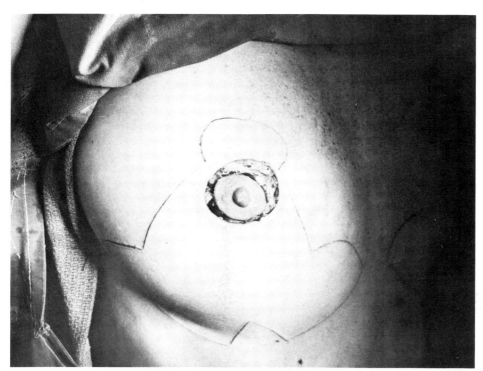

II.8

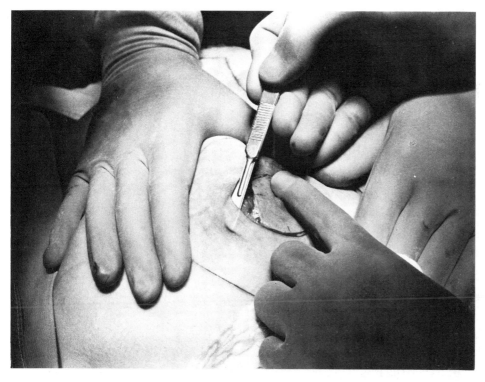

II.9

3. Mamma-Reduktionsplastik

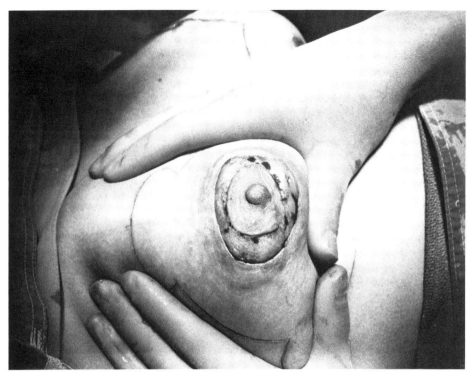

II.10

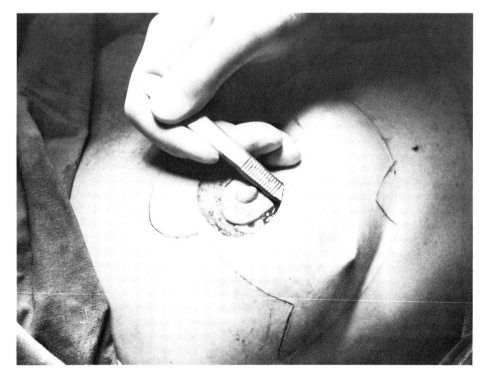

II.11

Eigene Methode 75

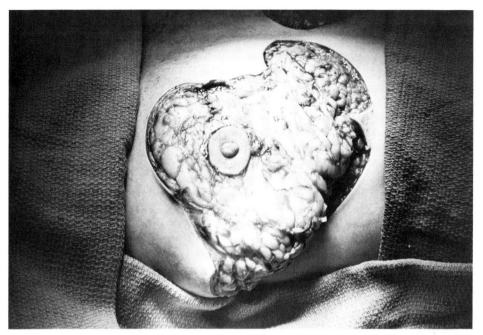

II.12

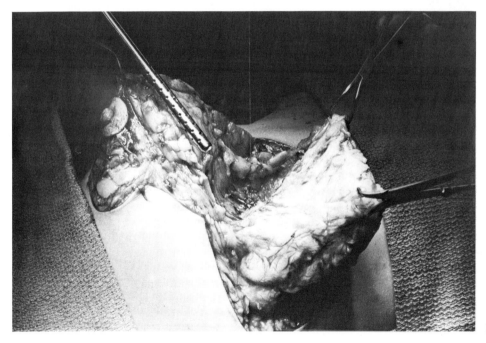

II.13

Drüsengewebes. Die Haut um den runden Anteil des „Schlüsselloches" herum wird sorgfältig unterminiert, die Mamille mit zwei oder drei Haltenähten nach oben gezogen. Das Drüsengewebe wird nun horizontal keilförmig reseziert (II.13), wobei der Chirurg anfangs recht zurückhaltend sein soll. Der Hautverschluß wird mit Haltenähten simuliert und meistens Drüsengewebe nachreseziert, damit nicht zu viel Spannung auf der Naht liegt.

3. Mamma-Reduktionsplastik

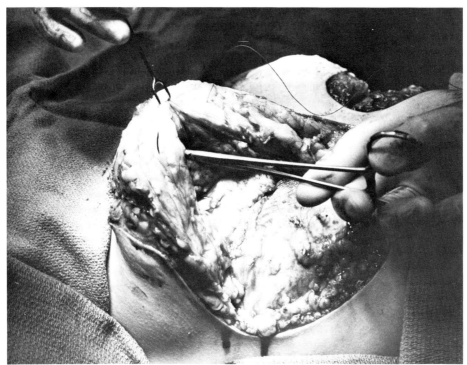

II.14

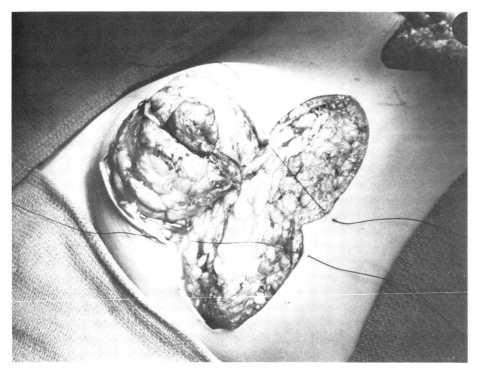

II.15

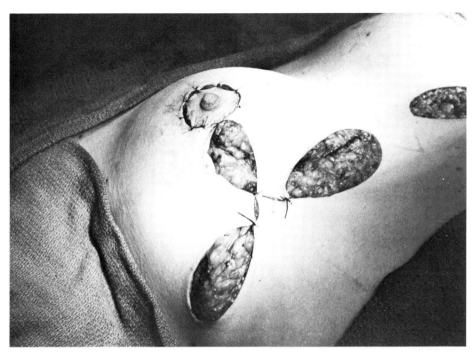

II.16

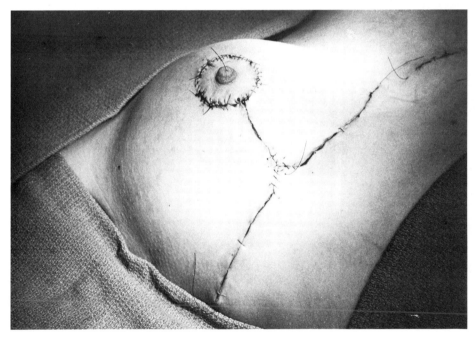

II.17

Wundverschluß

Zur Vermeidung von Narben ist ein sorgfältiger, schichtweiser Wundverschluß erforderlich. Das Drüsengewebe wird vertikal mit kräftigen Chrom-Catgut-Nähten (II.14) gefaltet, wodurch die Resektionsflächen wieder verschlossen und dem verbliebenen Drüsengewebe eine konische Form gegeben wird (II.15, II.16). Nach Einlegen von weichen Penrose-Drains werden die Haltenähte durch eine Subkutannaht ersetzt und die Haut mit Steri-Strips adaptiert. Das untere Drei-

78   3. Mamma-Reduktionsplastik

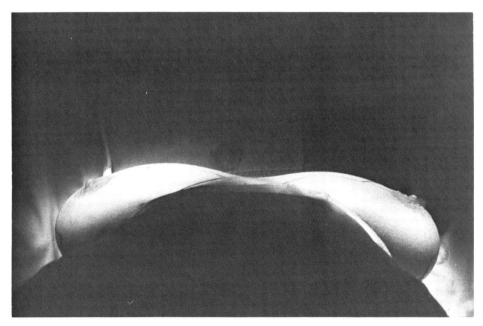

II.18

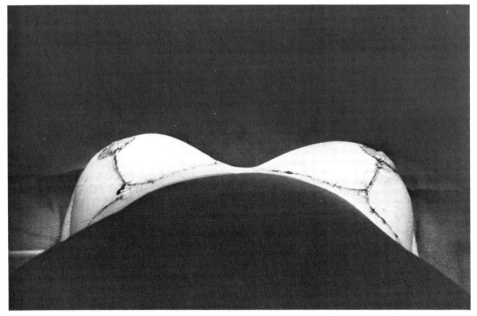

II.19

eck kann zum Ausgleich der Spannung mit einbezogen werden. Die Mamille wird mit einer fortlaufenden dünnen Nylonnaht eingepaßt (II.17). Nach Anlegen des üblichen Mullverbandes wird ein Büstenhalter nach *Frederick-Jobst* angepaßt.

Prä- und postoperatives Bild der Patientin in Rückenlage (II.18, II.19).

Das beschriebene Verfahren wird anhand repräsentativer Fälle in den Abbildungen 3.13, 3.14, 3.15 und 3.16 demonstriert.

Bei diesem Verfahren werden oft ein bis zwei Blutkonserven benötigt. Deswegen, und auch zur Vermeidung von Komplikationen nach heterologen Bluttransfusionen, wird die Patientin aufge-

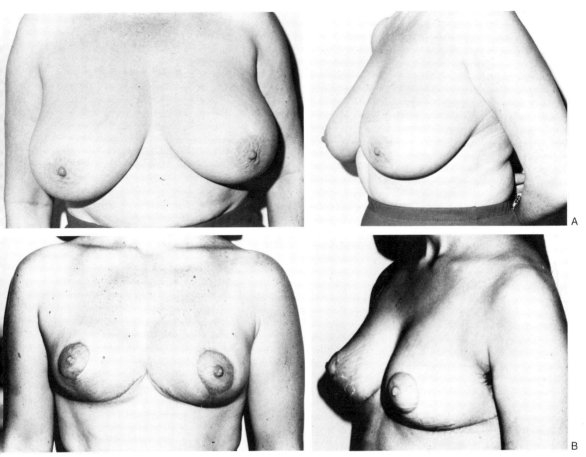

Abb. 3.13
A Mammahypertrophie bei einer jungen Frau präoperativ
B Nach Reduktionsplastik mit der Methode des Autors

fordert, zwölf und sechs Tage vor dem Eingriff je eine Konserve Eigenblut zu spenden. Die Patientin wird danach hochdosiert mit Eisen behandelt und hat dann bei der Operation meist nur ein ganz unbedeutend erniedrigtes Hämoglobin. Diese Autotransfusion wird bei der Operation auf jeden Fall gegeben, unabhängig von der Größe des Blutverlustes. Dank dieses Vorgehens haben wir seit 1974 kein heterologes Blut mehr geben müssen.

Wenn jedoch entweder die anatomischen Gegebenheiten (massive Hypertrophie ohne Möglichkeit, die Mamille auf einem gestielten Lappen in den Hautmantel einzupassen) oder der Zustand der Patientin ein einfacheres Procedere fordern, muß man sich zur freien Transplantation der Mamillen entschließen. Dafür bevorzugt der Autor weniger die bereits beschriebene Verfahrensweise von *Thorek*, sondern eine Kombination aus der Schlüssellochmethode mit einer freien Transplantation der Mamille auf eine deepithelisierte Empfängerstelle an der Spitze der neugebildeten Brust.

Das Schlüsselloch-Muster wird, wie beschrieben, auf der Haut angezeichnet, wobei die Position der neuen Mamille richtig bestimmt werden muß (III.1). Mit einem Durchmesser von 5 cm wird die Mamille reseziert und zur späteren Verwendung aufgehoben. Im Bereich der neuen Mamille wird die Haut deepithelisiert (III.2). Dann folgt die en-bloc-Resektion der übrigen Brust, wobei man darauf achten muß, senkrecht zur Thoraxwand zu schneiden (III.3). Nach Legen des Hautschnittes wird zur Vermeidung eines größeren Blutverlustes der Elektrokauter verwendet (III.4).

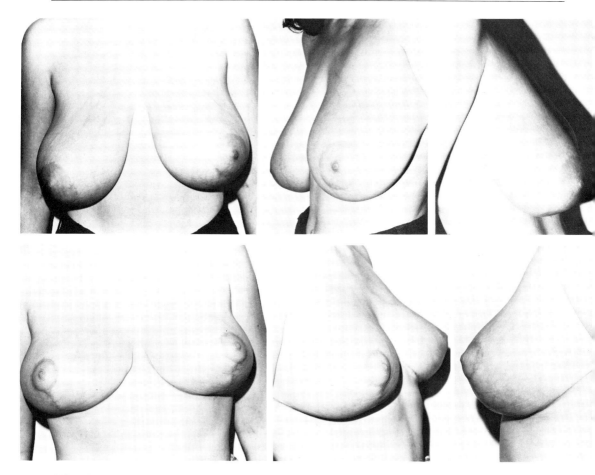

Abb. 3.14
A Mammahypertrophie mit mäßiger Ptose, günstig für die Mamillen-Transposition
B Postoperativ gute konische Form und normal wirkende Mamillen

Der Wundverschluß erfolgt in Schichten, wobei zunächst mit Haltenähten beurteilt werden kann, ob die Resektion ausreicht. Wie man sieht, findet sich an der für die neue Mamille vorgesehenen Stelle zu viel Gewebe (III.5). Dieses wird nicht abgeflacht, sondern zur Schaffung einer zentralen Erhebung verwendet (III.6). Die Wunden werden geschlossen und die Mamille in üblicher Weise eingenäht (III.7). Prä- und postoperatives Bild in Rückenlage (III.8 und III.9), Übersichtsbilder derselben Patientin prä- und postoperativ zeigen die Abbildungen 3.17A und B.

Offensichtlich sind die Ergebnisse dieses kombinierten Verfahrens ästhetisch wesentlich besser als die des viel häufiger angewendeten *Thorek*-Verfahrens. Es bleiben jedoch alle die Nachteile einer freien Transplantation, mehr als bei einer Transposition der Mamille, so daß das Kombinationsverfahren nur auf die Fälle beschränkt bleiben sollte, bei denen aus den vorher genannten Gründen eine Transposition nicht in Frage kommt.

Abb. 3.15
A Jugendliche Hypertrophie bei einer jungen Sportlerin ▶
B Gutes Ergebnis nach umfangreicher Resektion

Abb. 3.16
A Hypertrophie präoperativ
B Nach der Methode des Autors postoperativ ▶

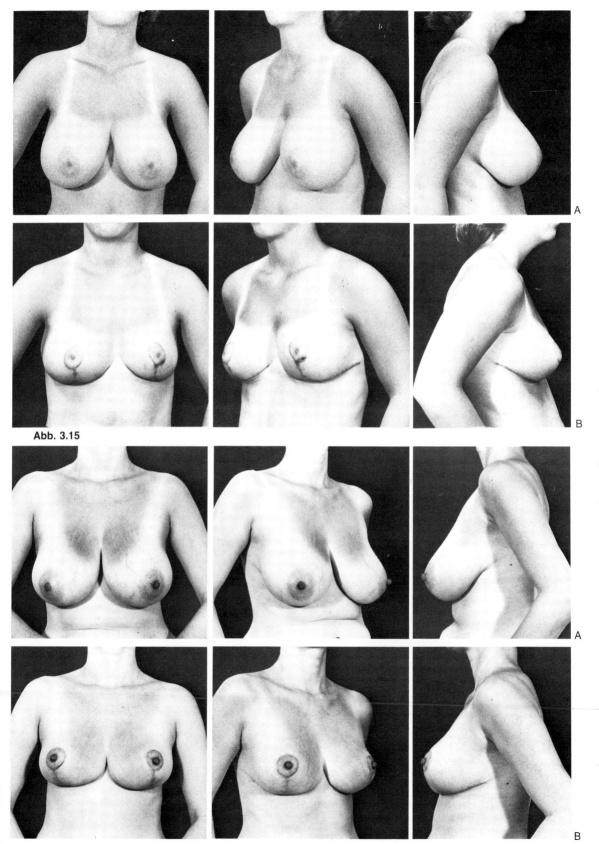

Abb. 3.15

Abb. 3.16

3. Mamma-Reduktionsplastik

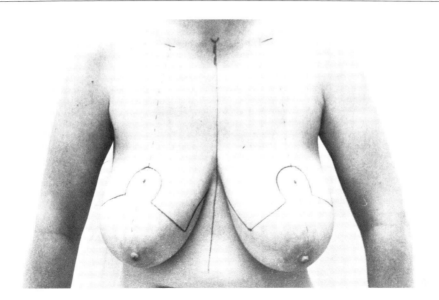

III.1

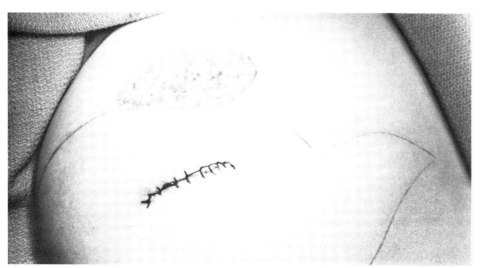

III.2

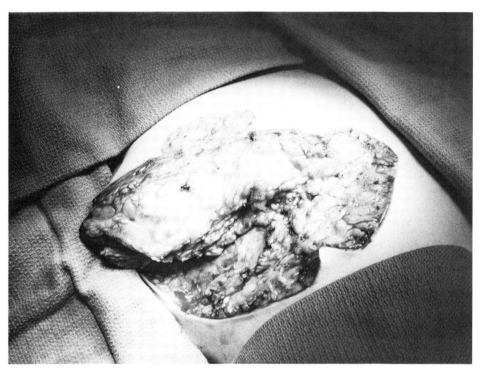

III.3

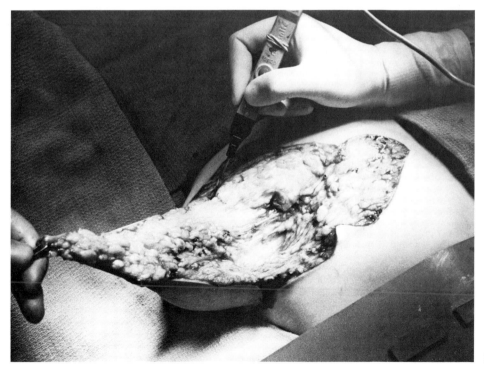

III.4

3. Mamma-Reduktionsplastik

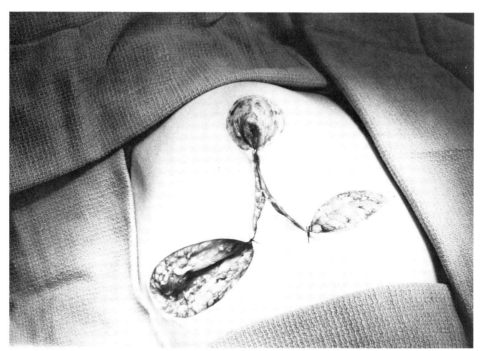

III.5

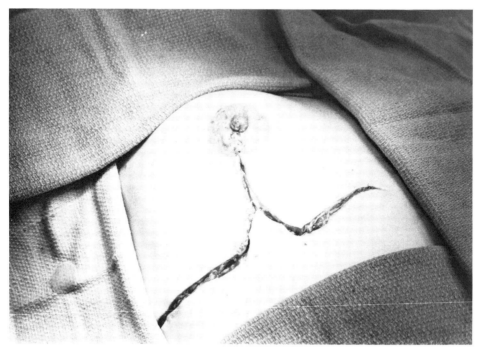

III.6

Eigene Methode 85

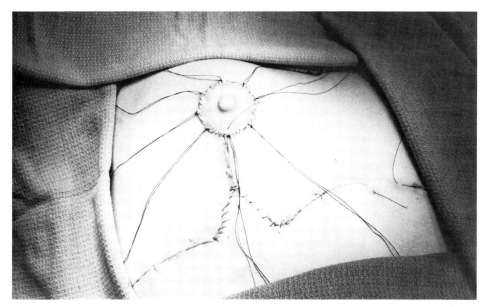

III.7

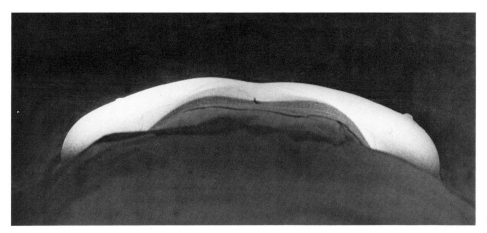

III.8

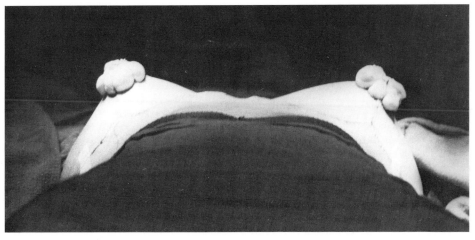

III.9

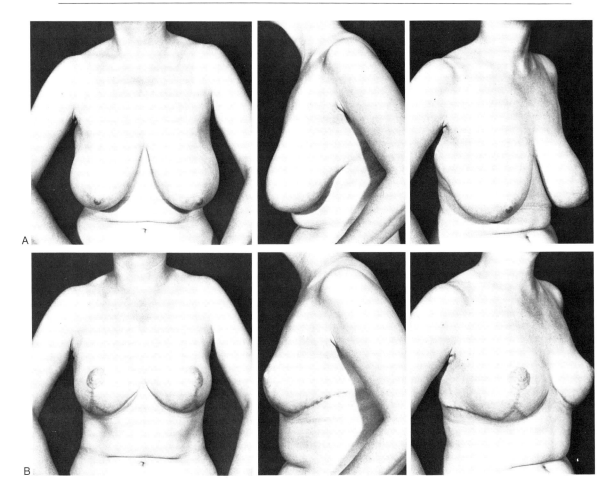

Abb. 3.17
A Präoperativer Zustand der in der Folge der Operationsfotos behandelten Patientin
B Die Patientin sechs Wochen später mit gut eingeheilten freien Mamillentransplantaten, noch etwas prominenten frischen Narben und einer zufriedenstellenden Kontur

Bezugsliteratur zu Kapitel 3

1. *Biesenberger, H.*: Deformitäten und Kosmetische Operationen der Weiblichen Brust. Vienna, Maudrich, 1931
2. *Conway, H., Smith, J.*: Breast plastic surgery: reduction mammaplasty, mastopexy, angmentation mammaplasty and mammary construction. Plast. Reconstr. Surg. 21:8, 1958
3. *Joseph, J.*: Zur Operation der hypertrophischen Hängebrust. Deutsch. Med. Wochenschr. 51:1103, 1925
4. *Lexer, E.*: Die Gesamte Wiederherstellungs-Chirurgie. Leipzig, Barth, 1931
5. *McKissock, P. K.*: Reduction mammaplasty: the vertical dermal flap. Plast. Reconstr. Surg. 49:245, 1972
6. *Penn, J.*: Breast reduction. Br. J. Plast. Surg. 7:357, 1955
7. *Penn, J.*: Breast Reduction, Trans II. London, International Society of Plastic Surgery, 1960, p 502
8. *Serafin, D.*: In Georgiade N. G. (ed.): Reconstructive Breast Surgery. St. Louis, Mosby, 1976, p 1
9. *Strömbeck, J. O.*: Mammaplasty: report of a new technique based on the two-pedicle procedure. Br. J. Plast. Surg. 13: 79, 1960
10. *Thorek, M.*: Possibilities in the reconstruction of the human form. N. Y. Med. J. Rec. 116:572, 1922

4. Korrektureingriffe bei Ptose und Asymmetrie der Brust

Die Ptose der Brust

Die Ptose oder Erschlaffung der weiblichen Brust kommt sehr häufig vor. Gelegentlich sieht man sie schon bei jungen erwachsenen Frauen, meist nach Geburten und langen Stillperioden, sehr viel häufiger jedoch und unvermeidbar im mittleren Lebensalter. Gerade diese Situation läßt in den Frauen den Wunsch nach operativer Korrektur aufkommen – eine sonst jugendliche Figur wird durch die Ptose beeinträchtigt, die Auswahl und das Tragen von Badeanzügen und Abendkleidern bringen sie in große Verlegenheit.

Zwei Faktoren begünstigen normalerweise die Ptose:

1. Ein Elastizitätsverlust der Haut entweder altersbedingt oder nach ständigen Volumenschwankungen infolge wiederholter Laktationsperioden.
2. Involution von Drüsengewebe nach postpartaler Atrophie oder rapidem Gewichtsverlust.

Die Ptose wird beurteilt nach dem Grad ihrer Schwere, mit oder ohne Substanzverlust; das Ziel jedes chirurgischen Eingriffes ist die Wiedergewinnung einer jugendlichen Kontur, wenn nötig, auch mit prothetischem Material.

Historisches

Die Entwicklung verlief parallel der der Reduktionsplastik, so daß eine Wiederholung hier überflüssig ist.

Gegenwärtige Verfahren

Die Korrektur der Ptose wird normalerweise erreicht durch Resektion der überschüssigen Haut (Straffung des „dermalen BHs"), Verlagerung der Mamille an die anatomisch richtige Position und Doppelung des Drüsengewebes zur Schaffung von mehr Volumen.

Jede der schon beschriebenen Methoden zur „Mamillentransposition" (siehe Kapitel 3) ist geeignet, einschließlich der von *Dufourmentel*[1], *Strömbeck*[6], *McKissock*[3], *Penn*[5] oder der eigenen.

Weil die Methode nach *Dufourmentel*, auch wenn der Autor sie nicht durchführt, besonders gute Ergebnisse bringt, soll sie hier kurz beschrieben werden.

Verfahren nach Dufourmentel-Mouly

Die Markierungen werden im Sitzen angebracht und beginnen mit zwei wesentlichen Bezugspunkten (Abb. 4.1A). Die spätere Lage der Mamille wird ebenso wie bei den anderen Verfahren festgelegt und auf der Haut angezeichnet (Punkt a in der Abb. 4.1A). Der Schnittpunkt zwischen Inframammärfalte und vorderer Axillarlinie wird markiert (Punkt b in Abb. 4.1A). Die zwischen diesen Punkten gezogene Linie stellt die Achse der schräg elliptisch verlaufenden Hautresektion dar. Die Ausdehnung dieser Ellipse variiert von Patient zu Patient und wird dadurch festgelegt, daß man die Brust nach medial (Abb. 4.1B) und nach lateral (Abb. 4.1C) verlagert, um so beurteilen zu können, wo die Haut unter optimaler Spannung wieder verschlossen werden kann. Die Exzision beginnt intradermal oberhalb, um die Blutversorgung der Mamille zu erhalten. Nach Isolierung der Mamille kann die Hautresektion durch alle Schichten nach lateral und nach unten bis zur vollständigen Entfernung des schräg elliptischen Hautbezirks ohne die Mamille vorgenommen werden (Abb. 4.1D).

Medial und oberhalb des Resektionsrandes wird die Haut unterminiert und die Mamille in die geplante Position gebracht. Die ptotische Brustgewebe wird dann so gefaltet, daß ein entsprechender „Konus" entsteht, anschließend wird die Haut wieder verschlossen (Abb. 4.1E).

Dieses Vorgehen hat, besonders in Europa, großen Anklang gefunden, weist aber nach den eigenen begrenzten Erfahrungen einige wesentliche Nachteile auf.

1. Die Narben sind unterhalb und lateral an der Thoraxwand im Büstenhalter oder in einem zweiteiligen Badeanzug sichtbar.
2. Es besteht die Gefahr, die Mamillen zu hoch und zu weit medial zu plazieren – „Schielen nach oben". Der Autor hat hierfür mehrere unglückliche Beispiele in der eigenen Praxis

4. Korrektureingriffe bei Ptose und Asymmetrie der Brust

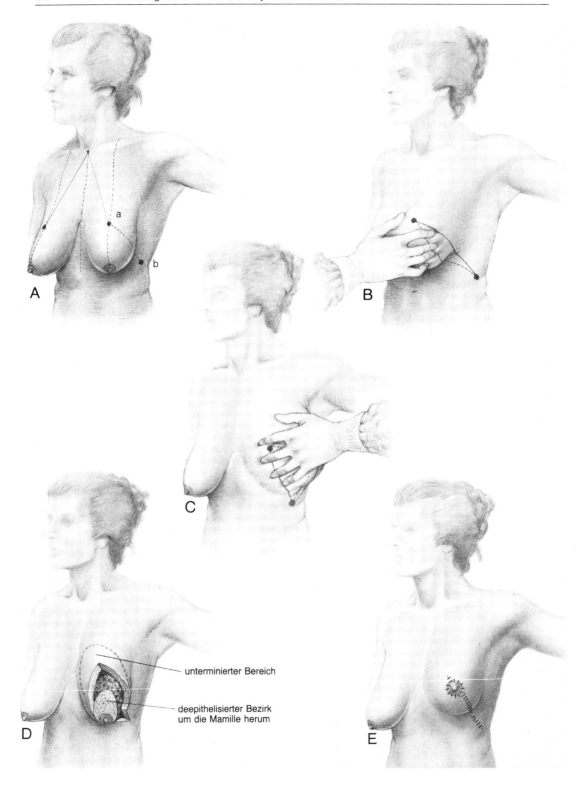

Abb. 4.1

zu sehen bekommen, eine sekundäre Entstellung, die nur sehr schwer zu korrigieren ist.
3. Auch wenn das Anfangsergebnis beeindruckend sein kann, neigt die Brust später dazu, wieder herabzuhängen, weil es geradezu als typisch für diesen Eingriff anzusehen ist, daß die Distanz zwischen dem Unterrand der Mamille und der Inframammärfalte zu groß ist.
4. Das ziemlich „freihändige" Vorgehen verlangt sehr viel Erfahrung besonders bei der Beurteilung der Spannung in Rückenlage und macht damit die Methode für den weniger erfahrenen Chirurgen nicht sehr geeignet.

Komplikationen

Die wesentliche Komplikation entsteht durch den Wunsch des Chirurgen nach möglichst optimaler Korrektur. Der Grad der Spannung auf der Wunde verläuft dem Ausmaß der „Aufrichtung" parallel, was im Extremfall die Wundheilung gefährdet. Daher gehören Wunddehiszenz und verzögerte Wundheilung zu den häufigsten Komplikationen.

Andererseits erreicht man bei ungenügender Spannung auch nur eine unzureichende Korrektur, was die Frage aufwirft: „Wie straff ist straff genug?" Meßgeräte können nicht helfen; diese subtile Entscheidung bleibt dem Urteil des Chirurgen während des Eingriffs überlassen. Auch wenn die Wunddehiszenz den einzelnen, unglücklich Betroffenen, nicht unerheblich belastet, so ist sie doch unvermeidbar und abhängig von den vielen unberechenbaren Faktoren der Wundheilung: gewöhnlich beobachtet man sie gerade bei den besonders sorgfältigen Chirurgen.

Die Kapselfibrose, ausführlich bereits in Kapitel 2 beschrieben, kann zur Komplikation werden, wenn ein Implantat verwendet wurde. Sie wird behandelt wie oben beschrieben. Zunächst versucht man eine unblutige Kapsulotomie; bei Nichtgelingen wird offen kapsulotomiert.

Sekundärkorrektur bei Ptose der Brust

Die sekundäre Ptose ist eigentlich keine Komplikation, sondern eine bekannte, und wenn man Pech hat, immer mögliche Folge einer jeden Straffungsoperation. Die zugrunde liegende Störung, nämlich der Verlust von Tonus und Elastizität der Haut, kann natürlich durch die Operation nicht beeinflußt werden und deswegen erneut auftreten.

Die operative Korrektur hängt von den anatomischen Gegebenheiten ab. So kann die ganze Brust einschließlich der Mamille erneut ptotisch werden. Die Mamille kann aber auch an ihrem „korrekten" Platz verbleiben, während das übrige Gewebe durchzuhängen beginnt, was den unteren Hautbereich mit den Narben noch zusätzlich überdehnt.

Im ersten Fall (und dieser wird bestimmt durch die Lage der Mamille) wird ein kompletter Zweiteingriff unter Vewendung einer Schlüssellochschablone erforderlich (Abb. 4.2). Die Ergebnisse solch eines Vorgehens werden in Kapitel 3 (Abb. 3.11A, B, C) gut dargestellt.

◀ **Abb. 4.1** Verfahren nach *Dufourmentel*. Festlegung der zukünftigen Mamillenlage (a), ebenso des Schnittpunktes (b) zwischen vorderer Axillarlinie und Inframammärfalte. Ziehen einer Verbindungslinie zwischen diesen beiden Punkten (A). Die Brust wird dann nach medial (B) und nach lateral (C) verschoben, um die Resektionsgrenzen festzulegen (D). Die Mamille wird auf ihrer durchbluteten dermalen Unterlage in ihre neue Position gebracht, das Drüsengewebe gefaltet und die Haut verschlossen (E)

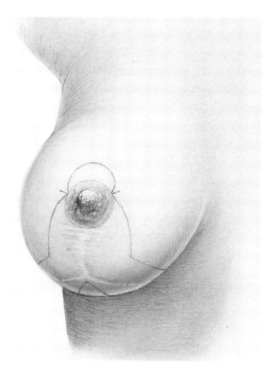

Abb. 4.2 Markierungen für die Korrektur einer sekundären Ptose mit Anhebung der Mamille und Narbenrevision

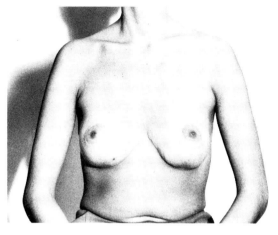
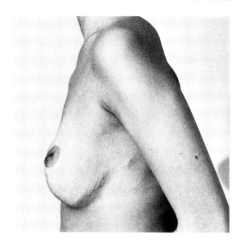

Abb. 4.3 Typischer Fall einer sekundären Ptose ohne Verlagerung der Mamille. Die Folge I(1–10) der Operations-Fotos zeigt das chirurgische Vorgehen

Im zweiten und wesentlich selteneren Fall muß ganz anders und ohne Anhebung der Mamille vorgegangen werden. Die Abb. 4.3 zeigt ein typisches Beispiel.

Die Hautschnitte werden so gelegt, daß sowohl ein horizontaler als auch ein vertikaler Keil entfernt werden kann (I.1). Der vertikale Schnitt beginnt direkt unterhalb der Mamille und schließt die alte vertikale Narbe mit ein (I.2).

Der horizontale Keil wird durch die Inframammärfalte begrenzt; der obere Rand wird so gelegt, daß genügend Haut entfernt werden kann und die endgültige Korrektur nicht unter zu starker Spannung steht (I.3).

Nach Resektion der Haut wird der Drüsenkörper von der Pektoralisfaszie abgelöst (I.4), um ihn vertikal (I.5) zur Schaffung eines entsprechenden Konus (I.6) falten zu können. Zur Beurteilung des Ergebnisses werden orientierende Haltenähte gelegt (I.7).

Bei zu geringer Spannung wird entsprechend Haut nachreseziert. Wenn zuviel Drüsengewebe einen guten Wundverschluß unmöglich macht, muß auch hier nachreseziert werden (I.8); ein feiner Hinweis auf zu große Spannung ist das Weißwerden der Haut um die Haltenähte herum, wenn diese angezogen werden.

Wenn man nun ein vernünftiges Ergebnis erreicht hat, werden die Haltenähte entfernt und die Haut in Schichten (bei anhaltender Sickerblutung über einem Drain) verschlossen. Das kleinere untere Hautdreieck kann zur „Feinkorrektur" der Spannung noch verändert werden (I.9).

Ansicht des postoperativen Ergebnisses in Rückenlage (I.10).

Die Nachbehandlung entspricht der der primären Ptose oder der Reduktionsplastik.

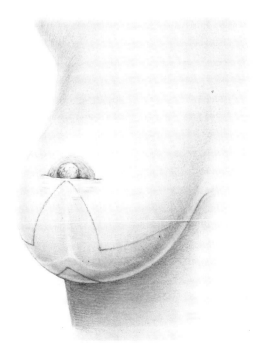

I.1

Komplikationen 91

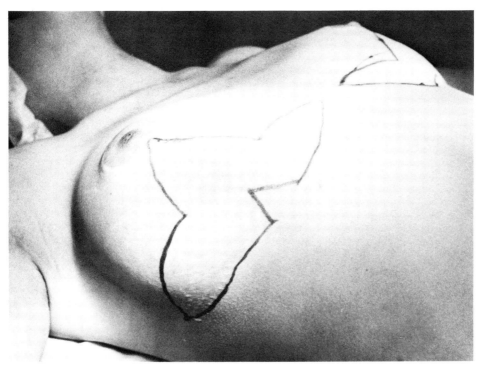
I.2

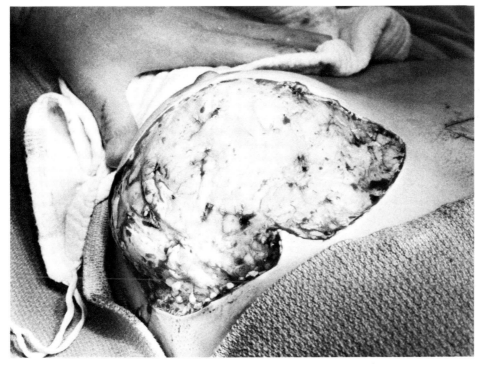
I.3

4. Korrektureingriffe bei Ptose und Asymmetrie der Brust

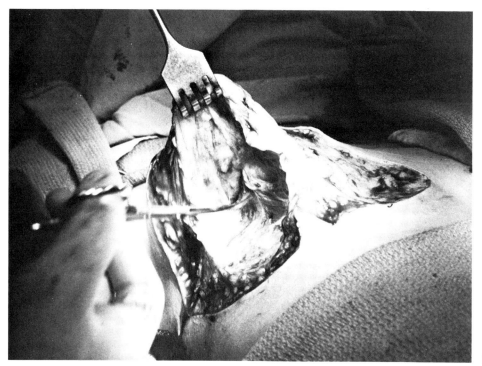

I.4

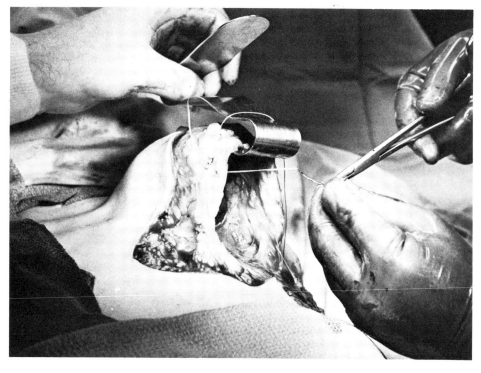

I.5

Komplikationen 93

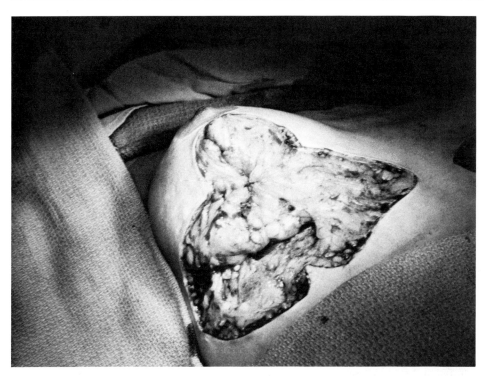

I.6

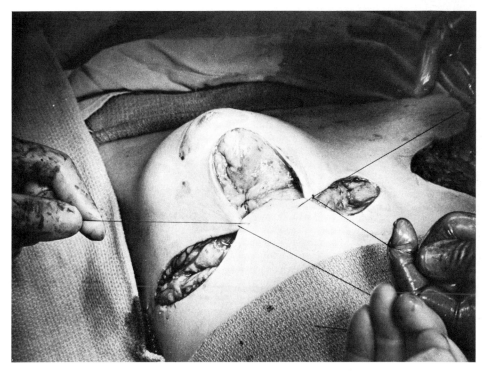

I.7

4. Korrektureingriffe bei Ptose und Asymmetrie der Brust

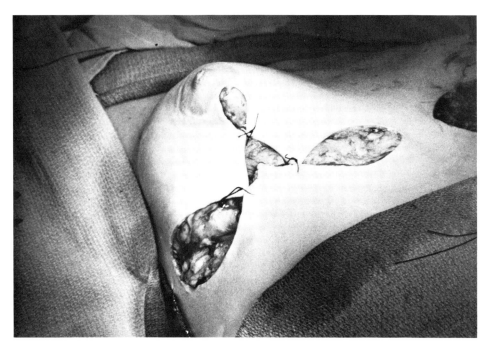

I.8

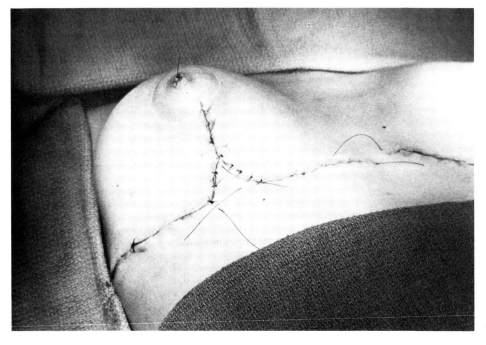

I.9

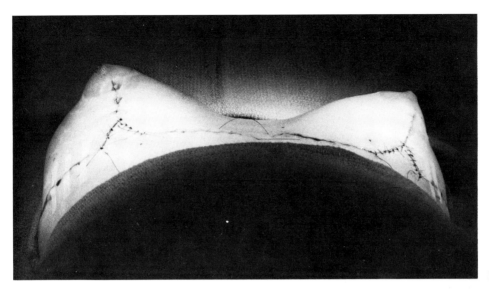

I.10

Eigenes Vorgehen

Der Eingriff muß sehr sorgfältig geplant werden, um den anatomischen Gegebenheiten und den speziellen Vorstellungen der Patientin gerecht zu werden. Die Wahl der operativen Technik hängt vom Schweregrad der Ptose und den individuellen anatomischen Besonderheiten ab. Drei verschiedene Befunde verlangen jeweils ein unterschiedliches Vorgehen.

Mäßige Ptose mit wenig verbliebenem Drüsengewebe

Einige wenige Fälle, meist nach postpartaler Atrophie, können mit einer einfachen Augmentationsplastik versorgt werden. Der Chirurg sollte jedoch bei der Auswahl dieser Fälle ganz besonders vorsichtig sein und nicht der Versuchung unterliegen, nur weil sie leicht durchzuführen ist, eine Methode zu wählen, die den anatomischen Vorbedingungen nicht gerecht werden kann.

Wenn nämlich die Ptose etwas ausgeprägt ist, entsteht bei einer Augmentationsplastik eine häßliche „Zweihügelformation", wobei die Mamillen unterhalb des „Gipfels" der Brust zu liegen kommen und auf die Füße der Patientin zeigen. Eine gute Faustregel ist, daß man niemals diese Methode wählt, wenn die Mamillen in aufrechter Position unterhalb der Inframammärfalte gelegen sind. Diese Fälle benötigen immer die Straffung des Hautmantels.

Ptose mit erhaltenem Drüsenkörper

Diese Situation kommt am häufigsten vor und kann mit Hilfe aller bereits beschriebenen Verfahren zur Mamillentransposition gut behandelt werden, es sei denn, daß die Resektion von Drüsengewebe wegfällt. Der Autor verwendet am liebsten eine eigene Modifikation des Verfahrens nach *Penn*, weil er den Eindruck hat, daß die nach unten verlagerte Mamille sicherer über eine größere Entfernung nach oben transportiert werden kann, wenn nicht noch ein solitärer Lappen in dem ohnehin reduzierten Hautmantel gefaltet werden muß. Dies ist auch schon ausführlich beschrieben worden; die wichtigsten Punkte für Planung und Ausführung sollten jedoch noch einmal hervorgehoben werden.

1. Im Sitzen wird die zukünftige Lage der Mamille eingezeichnet (II.1). Dieser Punkt wird als Ausgangspunkt (II.2) für das Anlegen der flexiblen Drahtschablone benutzt und damit ein Muster in Form eines Schlüssellochs angezeichnet, das den Umfang der Hautresektion festlegt (II.3). Der untere Schnitt folgt der Inframammärfalte.
2. Nun wird der Drüsenkörper teils scharf (II.4), teils stumpf (II.5) von der Pektoralis-Faszie (II.6) abpräpariert und in sich selbst so gefaltet, daß ein entsprechender Konus entsteht (II.7). Man kann diesen dann auch noch an der Brustwand fixieren, um die Spannung auf der Hautnaht zu verringern.

96 4. Korrektureingriffe bei Ptose und Asymmetrie der Brust

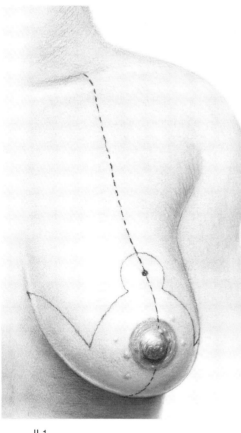

II.1

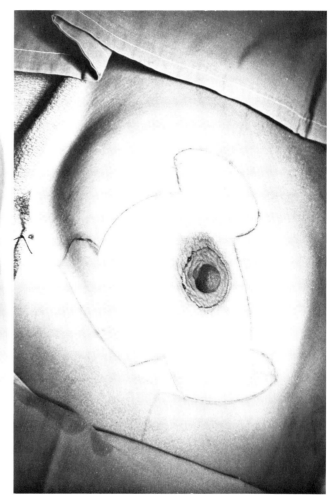

II.2

3. Die zirkulär umschnittene Mamille wird auf ihrer deepithelisierten Unterlage in die vorgesehene Position gebracht und die Haut unter soviel Spannung verschlossen, daß die Brust ohne Gefährdung der Wundheilung genügend angehoben wird (II.8).

4. Wenn sich bei der Naht herausstellen sollte, daß das Vorgehen nicht ganz richtig war, kann und muß die Situation „auf dem Tisch" korrigiert werden. Wenn die Naht zu wenig Spannung hat, kann an den Rändern der Vertikalnaht zwischen Mamille und Inframammärfalte Haut nachreseziert werden. Wenn andererseits die Haut nur unter zu großer Spannung verschlossen werden kann, muß so viel Drüsengewebe nachreseziert werden, daß die Spannung von den Hauträndern genommen wird (II.11).

Eigenes Vorgehen 97

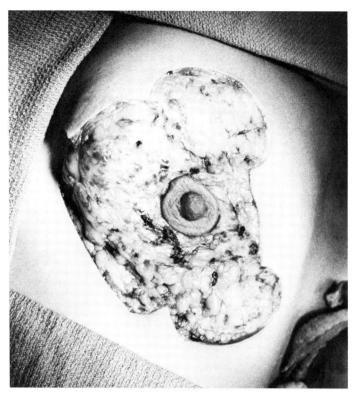

II.3

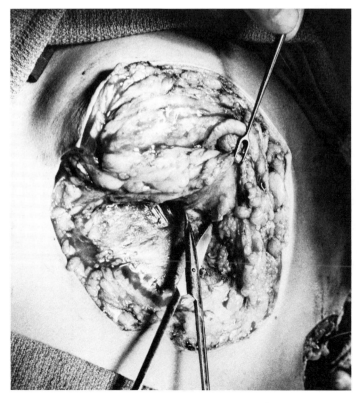

II.4

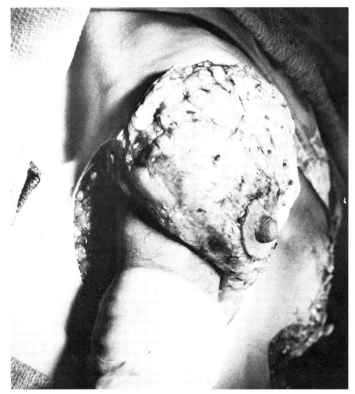

II.5

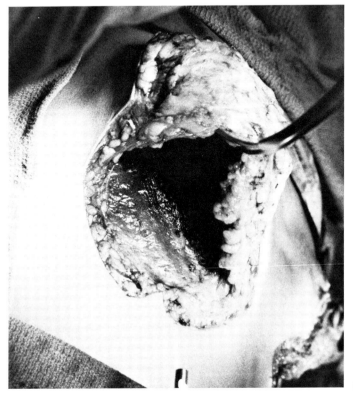

II.6

Eigenes Vorgehen

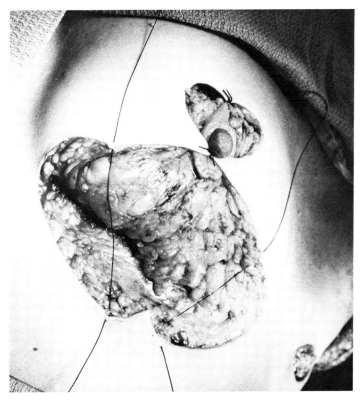

II.7

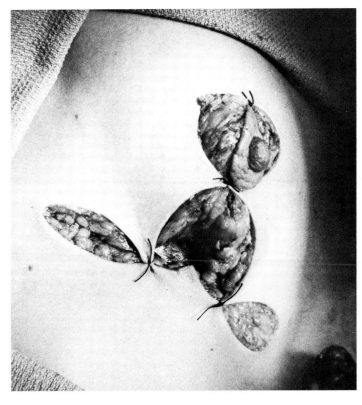

II.8

4. Korrektureingriffe bei Ptose und Asymmetrie der Brust

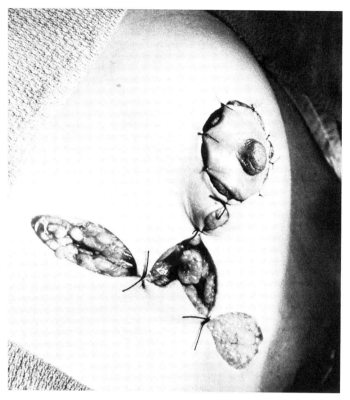

II.9

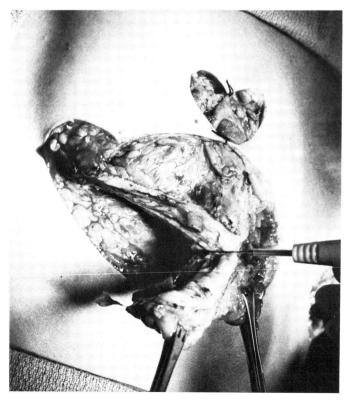

II.10

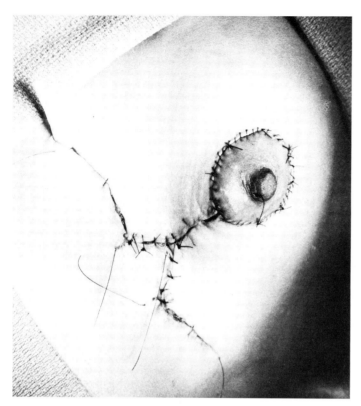

II.11

Mäßige bis schwere Ptose mit Atrophie des Drüsenkörpers

Hierbei kann in Verbindung mit einer Mammopexie die Verwendung einer Prothese erforderlich werden.

Zuerst wird die Haut reseziert (III.1, III.2, III.3), die Mamille verlagert (III.4) und dann das Drüsengewebe gedoppelt (III.5).

Dann wird auf der Pektoralisfaszie (III.6) eine retromammäre Tasche gebildet, in die man das Implantat einbringt (III.7) (hierbei verwendet man besser ein inflatables als ein größenkonstantes Implantat).

Der Verschluß der Haut wird zunächst mit Haltenähten versucht und das Implantat, falls erforderlich, durch ein passenderes ersetzt (III.8).

Bei entsprechender Größe und Kontur wird der Wundverschluß, wie bereits beschrieben, beendet (III.9). Das Ergebnis zeigt das letzte Foto in Rückenlage (III.10).

102   4. Korrektureingriffe bei Ptose und Asymmetrie der Brust

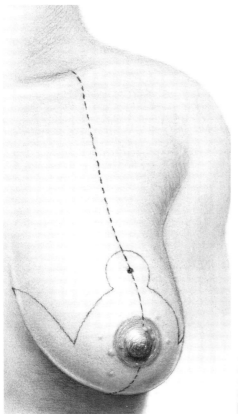

III.1

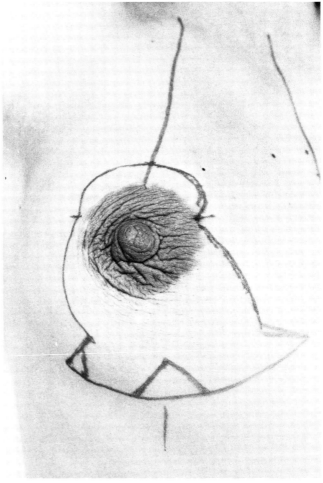

III.2

Eigenes Vorgehen 103

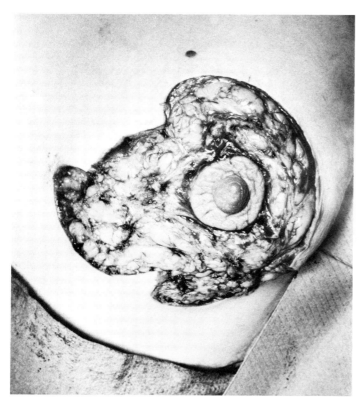

III.3

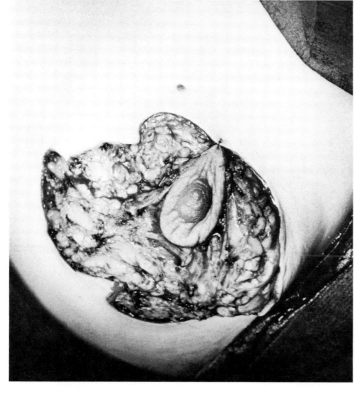

III.4

4. Korrektureingriffe bei Ptose und Asymmetrie der Brust

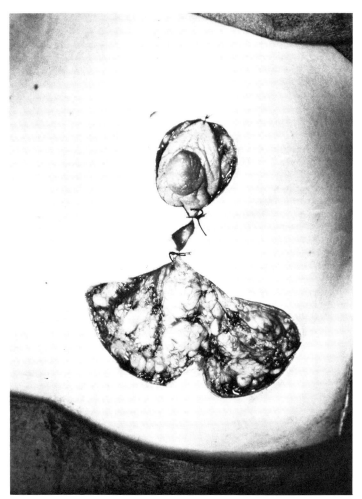

III.5

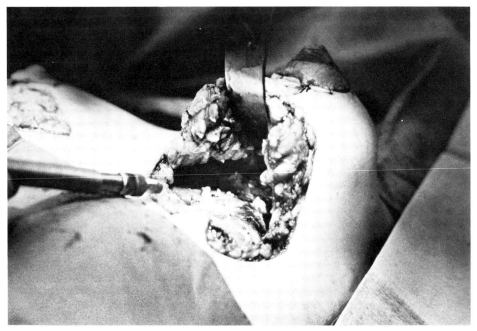

III.6

Eigenes Vorgehen

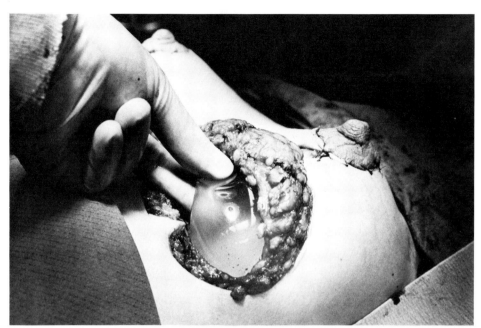

III.7

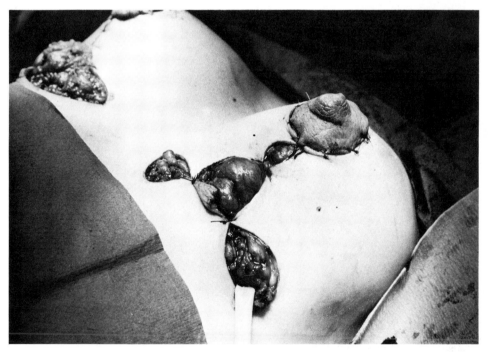

III.8

4. Korrektureingriffe bei Ptose und Asymmetrie der Brust

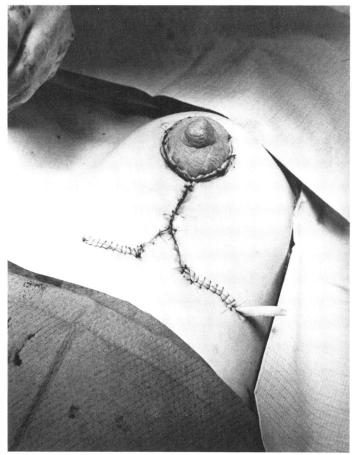

III.9

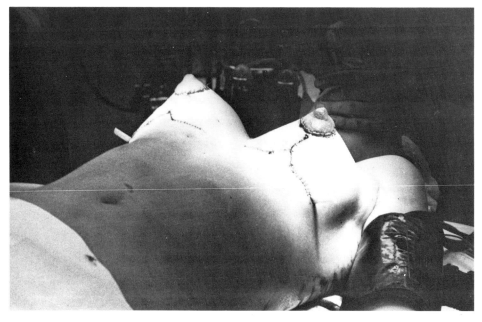

III.10

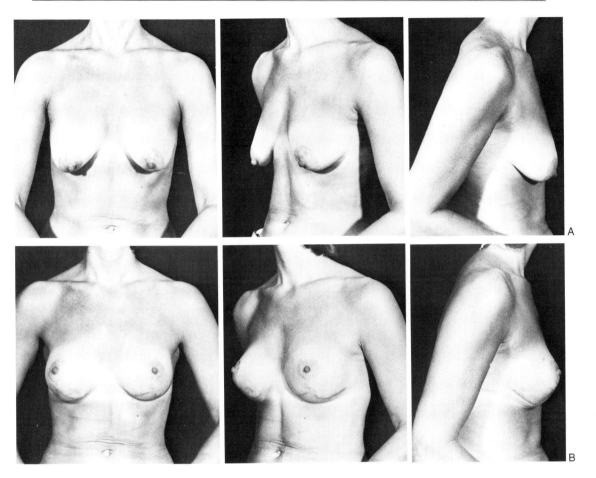

Abb. 4.4 Korrektur einer Ptose mit Atrophie durch Anhebung der Brust mit gleichzeitiger Aufbauplastik unter Verwendung eines Implantates
A Präoperativ
B Nach der Korrektur

Ein ähnliches typisches Resultat zeigen die Abbildungen 4.4A und B.

Körperliche Aktivität ist ebenso lange verboten wie bei jeder Aufbauplastik, um möglichst einer Kapselfibrose vorzubeugen.

Dieses kombinierte Verfahren sollte den Chirurgen vorbehalten bleiben, die emotional in der Lage sind, mit einer gewissen Spannung zu leben (sowohl psychisch als auch in Bezug auf die Wundheilung). Die Kombination von Mammopexie und späterer Aufbauplastik kann immer zweizeitig vorgenommen werden mit dem Vorteil des geringeren Risikos und dem Nachteil erneuter Kosten und eines nochmaligen Krankenlagers für die Patientin. Die Abbildungen 4.5A, B und C zeigen solch einen Fall.

Asymmetrie der Brüste

Die Asymmetrie, die wir zunehmend häufig in der Praxis sehen, ist eines der interessantesten Gebiete der Mammarekonstruktion. Es ist – nicht mit vollem Ernst gesagt – ermutigend, wenn sich junge Leute mit dieser psychisch so belastenden Entstellung in einem Alter vorstellen, in dem ihnen operativ geholfen werden kann; es ist außerdem auch ein gutes Zeichen dafür, daß man heute zunehmend mehr um die speziellen Möglichkeiten der rekonstruktiven Chirurgie weiß.

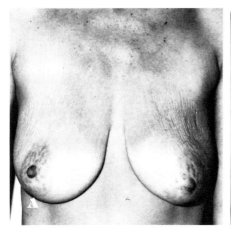
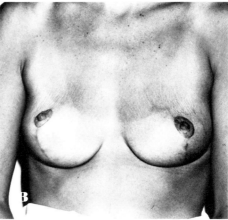
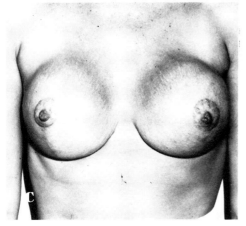

Abb. 4.5 Zweizeitige Korrektur einer Ptose mit Atrophie
A Präoperativ
B Nach Korrektur der Ptose
C Drei Monate nach Protheseimplantation

Die Brustasymmetrien kommen in so verschiedenen Variationen vor, daß eine Einteilung[2] kaum möglich ist. Eine gute Korrektur stellt nicht nur große Anforderungen an die Erfahrung des Operateurs, sondern verlangt auch ein sicheres ästhetisches Empfinden, das man normalerweise eher bei einem Bildhauer als bei einem „chirurgischen Handwerker" erwartet. Eine grobe Einteilung kann, wie folgt, gegeben werden:

Einseitige Hypomastie
Einseitige Hypermastie
Kombination von beiden Befunden
Asymmetrische Hypomastie
Asymmetrische Hypermastie.

Historisches

Über Brustasymmetrien ist, abgesehen von einzelnen Falldarstellungen, nur sehr wenig geschrieben worden. Die Geschichte bietet keine verwertbaren Tendenzen oder Überlegungen zu diesem Thema.

Gegenwärtige Verfahren

Auch hier gibt es nur wenig allgemein gültige Richtlinien: jeder Fall wird individuell behandelt, wobei die o. a. Einteilung als Maßstab gelten mag. Es muß betont werden, daß diese Einteilung recht willkürlich ist, und es bedarf schon eines hohen Maßes an chirurgischem Urteilsvermögen und Können, um bei jedem Einzelfall ein optimales Ergebnis zu erzielen.

Unilaterale Hypomastie

Sie reicht von einem leichten Größenunterschied zwischen erkrankter und normaler Seite bis zum *Poland*-Syndrom[7], bei dem Brust, Mamille und M. pectoralis fehlen und die Rippen der betroffenen Seite ebenfalls verändert sein können. Nur ganz selten kommt man mit einer einfachen Aufbauplastik zurecht (Abb. 4.6A, B). Weil es so schwierig ist, beide Seiten einander anzupassen, muß meistens auf der normalen Seite ebenfalls eine, wenn auch nur kleine, Aufbauplastik oder bei einer leichten Ptose eine Mammopexie vorgenommen werden (Abb. 4.7A, B).

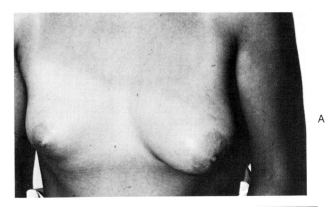
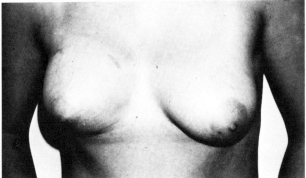

Abb. 4.6 Einseitige Hypomastie (A), nach einseitiger Augmentation (B)

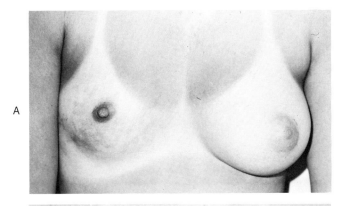

Abb. 4.7 Einseitige Hypomastie (A), nach Augmentation der hypoplastischen und Anhebung der „normalen" Seite (B)

Beim *Poland*-Syndrom muß als Prothese eine Sonderanfertigung mit einer Ausweitung nach oben verwendet werden, damit die durch das Fehlen der Pektoralismuskulatur entstandene infraklavikuläre Lücke ausgefüllt wird (Abb. 4.8).

Ein neues und gut durchdachtes Verfahren, der Latissimus-dorsi-Lappen[4], kann in Verbindung mit einer Augmentation sogar ein noch besseres Ergebnis vorweisen (siehe Kapitel 6).

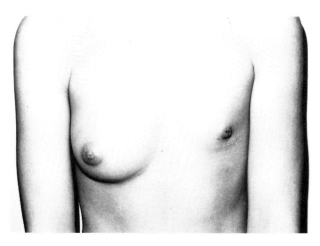

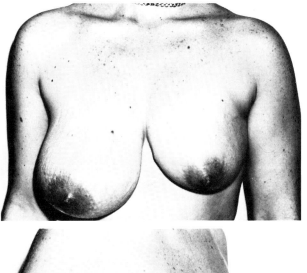

A

Abb. 4.9 Einseitige Hypermastie (A), nach Reduktion und gleichzeitiger Anhebung der „normalen" Seite (B)

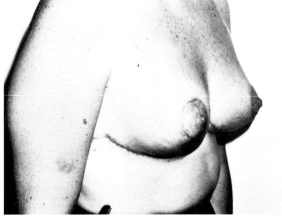

B

Abb. 4.8 *Poland*-Syndrom mit Agenesie der Mamma und Anomalien der Rippen und der Pektoralismuskulatur

Unilaterale Hypermastie

Auch hier kommt man nur selten und bei entsprechender Anatomie mit einer einseitigen Reduktion aus. Fast immer muß man beide Seite operieren, auch wenn zunächst eine Seite normal zu sein scheint (Abb. 4.9A, B).

Einer der größten Vorteile einer Schablone oder eines flexiblen Drahtmusters, wie vom Autor angegeben, liegt in der Planbarkeit symmetrischer Hautschnitte, auch wenn unterschiedlich viel Haut reseziert werden muß. Nur so wird es möglich, Unterschiede in Volumen oder Kontur auszugleichen, und zu einem symmetrischen Endergebnis zu kommen.

In den meisten Fällen gelingt dies mit einer Reduktion der größeren und einer Anhebung der normalen Seite.

Kombination von Hypo- und Hypermastie

Diese Konstellation ist vermutlich die häufigste und vermutlich auch die in der Behandlung schwierigste, mit der sich ein plastischer Chirurg zu befassen hat. Sicher ist die Augmentation auf der einen und die Reduktion auf der anderen Seite die einfachste Lösung. Aber wie so oft bei einfachen Lösungen ist das Ergebnis nicht immer optimal (Abb. 4.10A, B).

Die hypoplastische Brust ist, meist wegen ihrer Atrophie, häufig ptotisch. Dann wird eine Mammopexie mit oder ohne Augmentation erforderlich. Dies sollte fast immer vorgenommen werden, **bevor** man die andere Seite reduziert, weil man bei der Reduktion besser variieren kann. Und gerade dies ist manchmal nötig, wenn auf

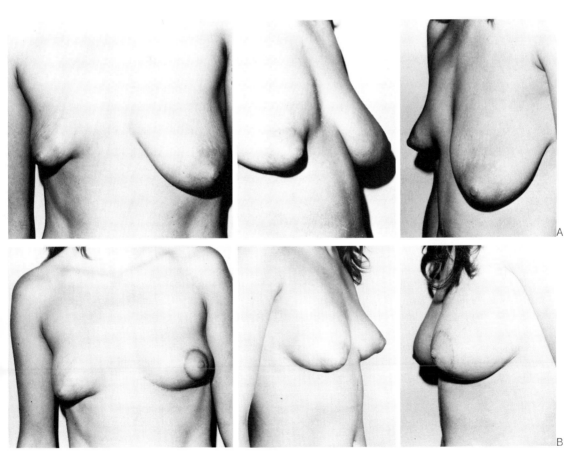

Abb. 4.10 Am schwierigsten ist die Korrektur einer Kombination von Hyper- und Hypomastie (A). Trotz sorgfältig geplanter Augmentation der einen und Reduktion der anderen Seite (B) ist die erzielte Symmetrie nicht ideal

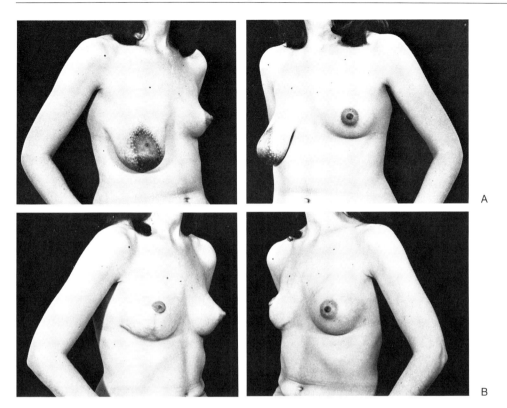

Abb. 4.11 Kombination zwischen schwerer Ptose und leichter Hypomastie (A), wobei auf der einen Seite eine Anhebung und auf der anderen Seite eine Augmentation erforderlich wurden (B). (Vergleiche dazu die Operationsfotos, Folge IV, in diesem Kapitel)

der einen Seite bestimmte Grenzen vorgegeben sind. Im folgenden Fall war es jedoch notwendig (prä- und postoperativ in Abb. 4.11), umgekehrt vorzugehen. Hier war die Hypertrophie mit einer ausgeprägten Ptose kombiniert.

Deswegen erschien es sinnvoller, die hypertrophische Brust zu reduzieren und so weit wie möglich anzuheben. Die hypoplastische Seite wurde dann mit einer inflatablen Prothese der operierten Seite angepaßt.

Anlegen einer Schlüssellochschablone auf der ptotischen Brust (im Sitzen) und Markierung mit Anheben der Mamille entsprechend der anderen Seite (IV.1).

Reduzieren der Mamille auf einen Durchmesser von 5 cm und Deepithelisieren der umgebenden Haut (IV.2). Resezieren der überschüssigen Haut (IV.3) und Raffen des übrigen ptotischen Brustgewebes zu einem „Bündel" (IV.4). Verlagerung der vitalen Mamille in die geplante Position (IV.5) und Verschluß der Haut über Drainagen (IV.6).

Nach ausreichender Korrektur der ptotischen und hyperplastischen Seite wird mit der Augmentation der zweiten Seite begonnen. Dafür wird in Höhe der Inframammärfalte eine kleine (ca. 2–3 cm) Inzision gelegt und hinter dem Drüsenkörper teils scharf, teils stumpf eine Tasche gebildet (IV.7), in die eine inflatable Prothese eingesetzt (IV.8) und der anderen Seite entsprechend aufgefüllt wird (IV.9).

Der Verschluß geschieht in typischer Weise über einem Venenkatheter, der zur Instillation von Triamcinolon belassen wird (IV.10).

Die verschiedenen Schritte des Verfahrens sind auf den Fotos gut erkennbar. Abb. IV.11 zeigt die präoperativen Verhältnisse in Rückenlage. Nach Resektion der Haut und Korrektur der Ptose wird die Änderung in der Form sichtbar (IV.12). Abschließend erkennt man die entsprechend vergrößerte Gegenseite (IV.13).

Gegenwärtige Verfahren

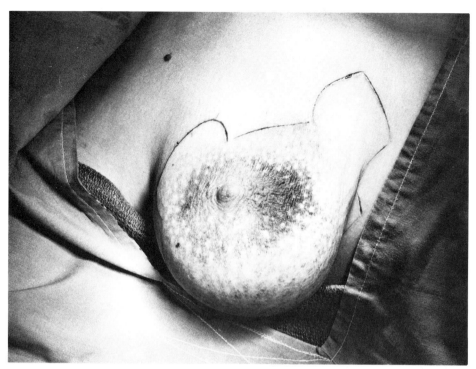

IV.1

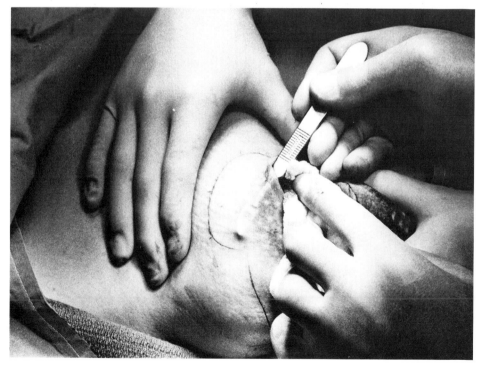

IV.2

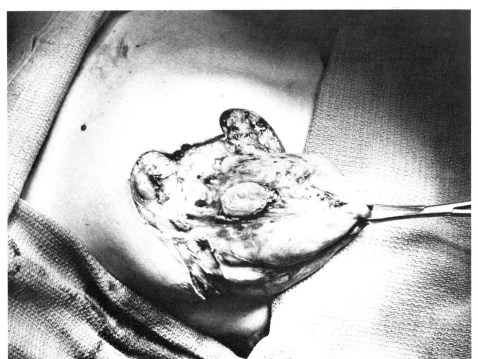

IV.3

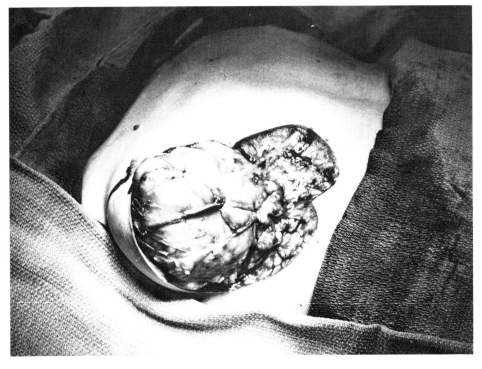

IV.4

Gegenwärtige Verfahren

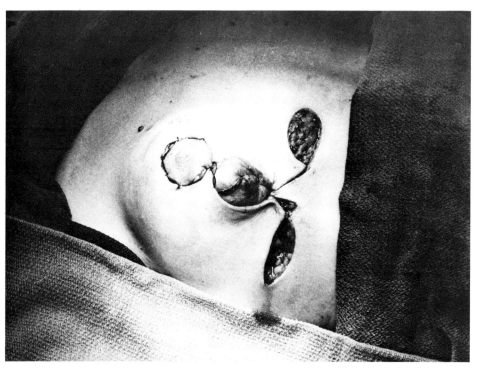

IV.5

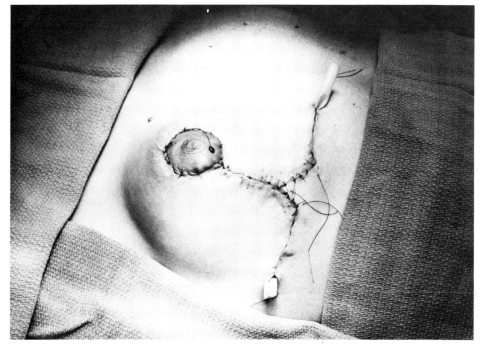

IV.6

4. Korrektureingriffe bei Ptose und Asymmetrie der Brust

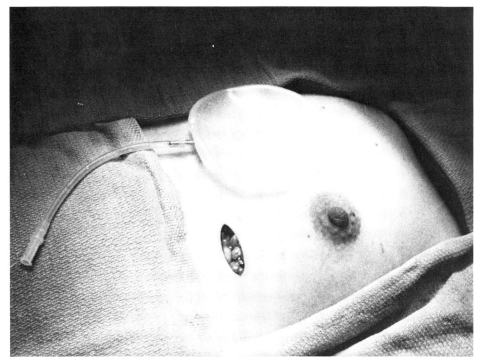

IV.7

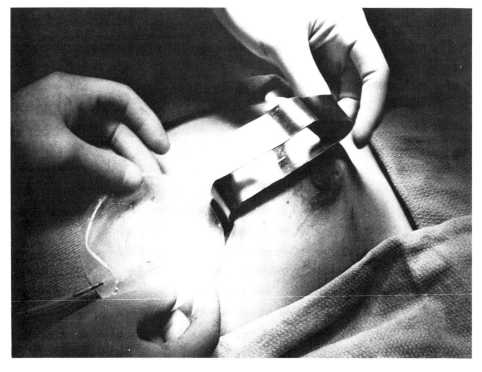

IV.8

Gegenwärtige Verfahren 117

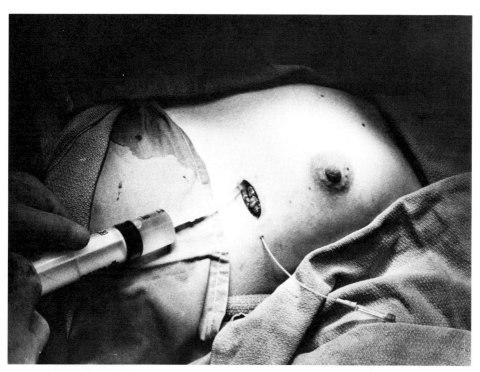

IV.9

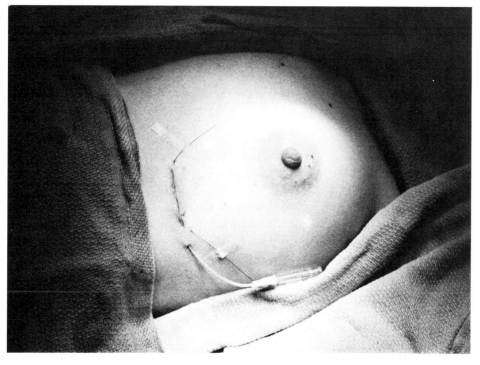

IV.10

118 4. Korrektureingriffe bei Ptose und Asymmetrie der Brust

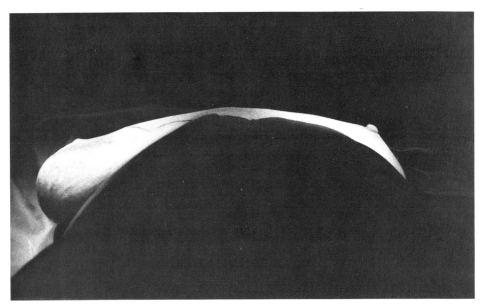

IV.11

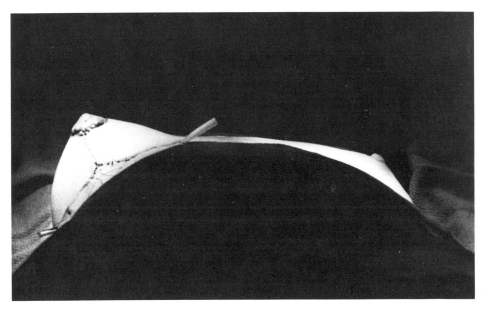

IV.12

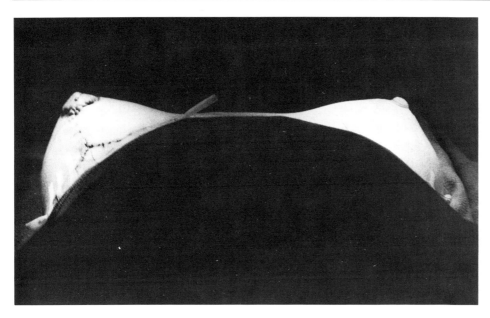

IV.13

Am häufigsten werden Brüste mit verschieden hoch gelegenen Mamillen produziert. Um diesen Fehler zu vermeiden, müssen unbedingt beide Brüste vorher im Sitzen markiert und die Lage der Mamillen festgelegt werden, bevor man mit der Resektion von Haut und Drüsenkörper oder mit der Augmentation beginnt.

Asymmetrische Hypomastie

In ihrer einfachsten Form ist diese Asymmetrie am leichtesten zu korrigieren, nämlich eine Augmentation beiderseits von unterschiedlichem Ausmaß. Man kann Gel-Prothesen verschiedener Größe verwenden oder je nach Belieben auch inflatable Prothesen, die dann entsprechend mit Kochsalzlösung aufgefüllt werden.

Dies ist aber nur möglich, wenn die Mamillen auf gleicher Höhe liegen. Ist dies nicht der Fall, dann muß erst eine ein- oder beidseitige Mammopexie und im Anschluß daran die Augmentation vorgenommen werden (Abb. 4.12A, B).

Asymmetrische Hypermastie

Hier ist die Korrektur recht einfach mit einer beiderseitigen asymmetrischen Reduktionsplastik. Man macht Inzisionen an genau vorher geplanter Stelle mit identischer Mamillenposition. Die Resektion ungleich großer Drüsenkörperanteile erfordert genaue Überlegung, um postoperativ die gewünschte Symmetrie zu erreichen.

Komplikationen

Alle Komplikationen nach einer Augmentations- oder Reduktionsplastik können auch nach der Korrektur einer Asymmetrie auftreten. Sie sind bereits früher ausführlich beschrieben worden und müssen hier nicht noch einmal erörtert werden. Ein sub-optimales Ergebnis (und wir alle haben unterschiedliche Maßstäbe) ist meist die Folge einer sub-optimalen Planung und seltener das Ergebnis technischer Unzulänglichkeiten.

Eigenes Vorgehen

Wie man aus dem bereits Gesagten erkennen kann, gibt es keine „Zauberformel" für die Korrektur einer Brustasymmetrie, und der Autor hat sicher keine eigenständigen Verfahren vorzuweisen. Ich bin jedoch der Meinung, daß eine möglichst genaue Erhebung des speziellen Befundes zu einer Entscheidung darüber führt, mit welcher Methode das beste Ergebnis erreicht wird. Diese Beurteilung wird schwierig, wenn das Ausmaß der Differenz nur mit dem Auge geschätzt wird, obwohl ein erfahrener Chirurg auch dann vernünftige Ergebnisse erreichen kann. Für die Planung des Resektionsumfanges oder gegebenenfalls der Augmentation ist das genaue Volumenmaß einer jeden Brust vor Beginn der Operation nicht unwichtig: es sind verschiedene Geräte zur Volumenbestimmung angegeben, von denen das

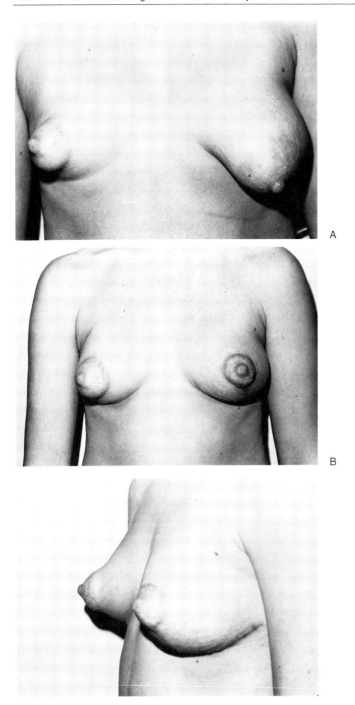

Abb. 4.12 Asymmetrische Hypomastie (A), nach Anhebung der größeren Seite und asymmetrischer Augmentation beider Seiten

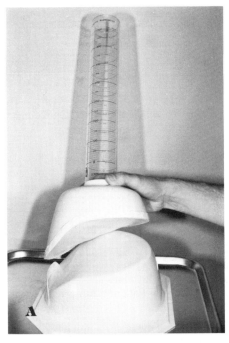
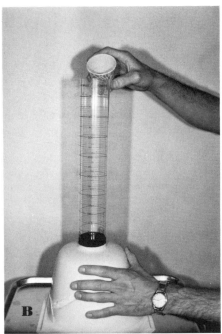
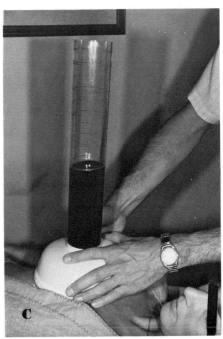

Abb. 4.13 *Tegtmeier*-Mammometer mit Meßzylinder, flexibler Membran und einer dem Thorax nachempfundenen Auflagefläche (A). Auffüllen des Mammometers auf seiner Grundfläche bis zur Nullinie (B). Bestimmung des Volumens einer Brust durch Messung der Volumenverdrängung (C)

Mammometer nach *Tegtmeier*, vertrieben von der Firma Cosmetech, das einfachste und zuverlässigste ist (Abb. 4.13A, B, C).

Als plastische Chirurgen müssen wir alle Perfektionisten sein; wenn eine einfache Operation nur ein suboptimales Ergebnis einbringt, sollten wir versuchen, ein Verfahren zu entwickeln, das diesem Patienten optimal hilft, auch wenn man es möglicherweise nur alle zehn Jahre einmal wird anwenden können.

Bezugsliteratur zu Kapitel 4

1. *Dufourmentel, C., Mouly, R.*: Plastic mammaire par la méthode oblique. Ann. Chir. Plast. 6:1, 1961
2. *Elliot, R. A. Jr., Hoehn, J. G.*: Asymmetrical breasts. In Georgiade N. G. (ed.): Reconstructive Breast Surgery. St. Louis, Mosby, 1976
3. *McKissock, P. K.*: Reduction mammaplasty: the vertical dermal flap. Plast. Reconstr. Surg. 49:245, 1972
4. *Olivari, N.*: The latissimus flap. Br. J. Plast. Surg. 29:126, 1976
5. *Penn, J.*: Breast reduction. Br. J. Plast. Surg. 7:357, 1955
6. *Strömbeck, J. O.*: Mammaplasty: report of a new technique based on the two-pedicle procedure. Br. J. Plast. Surg. 13:79, 1960
7. *Trier, W. C.*: Complete breast absence. Plast. Reconstr. Surg. 36:430, 1965

5. Behandlung der Mastopathia chronica cystica

Obwohl es keine genauen Zahlen über die Häufigkeit der Mastopathie gibt, kommt sie besonders bei Frauen über dreißig recht häufig vor. Man nimmt an, daß über 50% aller Frauen irgendwann in ihrem Leben davon betroffen sind. Charakteristisch sind rezidivierende Knoten in der Brust, häufig mit Schmerzen meist in Abhängigkeit von der Menstruation.

Pathologisch-anatomisch unterscheidet man verschiedene Formen:

1. einfache Zysten mit erweiterten Gängen
2. Sklerose und Adenomatose
3. Fibrose des Stromas
4. Hyperplasien der Milchgänge
5. Drüsenmetaplasien

Alle diese Veränderungen können in unterschiedlicher Zusammensetzung gemeinsam auftreten.

Die Mastopathie per se ist gutartig, wenn man auch annimmt, daß aus den beiden letzten Veränderungen eher eine Präkanzerose werden kann als aus den übrigen. Das histologische Bild zeigt Abbildung 5.1(A und B). Jeder tumorverdächtige Bezirk innerhalb der Mamma muß jedoch abgeklärt werden, entweder durch eine Aspirationsbiopsie oder durch eine Probeexzision.

Mit Zunahme der radiologischen Möglichkeiten (Mammographie, Xeroradiographie und neuerdings Computertomographie) sind die Biopsien zu Unrecht in den Hintergrund gedrängt worden. Diese Techniken sind jedoch nicht vollkommen zuverlässig, so daß nur sehr mutige oder sehr dumme Chirurgen (oder auch Patientinnen) einen tumorverdächtigen Bezirk in der Mamma ohne sichere Diagnose belassen.

So gesehen ist man bei der Mastopathie gezwungen, bei neuen Knoten immer wieder Biopsien vorzunehmen. Ob die Mastopathie nun wirklich eine Präkanzerose ist, konnte noch nicht endgültig geklärt werden. Viele Autoren sind der Meinung, daß bei Patientinnen mit einer Mastopathie Karzinome häufiger auftreten[5], besonders bei familiärem Brustkrebsrisiko. Alle Untersuchungen, die einen Zusammenhang vermuten, sind jedoch retrospektiv und daher nicht ganz zuverlässig.

Nach der eigenen Meinung ist diese Kontroverse hypothetisch. Rezidivierende Knotenbildungen in der Mamma – besonders bei stärkeren Schmerzen – sind, wie später noch genauer ausgeführt werden wird, eine Indikation zur Resektion des gesamten Drüsenkörpers, gleichgültig, ob man nun die Mastopathie als Präkanzerose ansieht oder nicht.

Historisches

Bis vor zehn oder fünfzehn Jahren gab es bei der Mastopathie für die Patientin nur zwei Behandlungsmöglichkeiten.

Der eine und radikalere Weg war die einfache Mastektomie mit Entfernung des Drüsenkörpers, der darüberliegenden Haut und der Mamille. Die Patientin bekam dadurch eine völlig unweibliche Brustwand mit langen Narben anstelle von Mamillen. Dann mußte eine äußere Prothese getragen werden, damit die Patientin zumindest in bekleidetem Zustand wieder einigermaßen symmetrisch erschien. Die Auswahl an Kleidern war durch die Narben und den Defekt sehr begrenzt, so daß dieses drastische Vorgehen schwersten Fällen vorbehalten blieb.

Der zweite Weg war wesentlich konservativer: man beobachtete die Brust und nahm immer wieder dann eine Biopsie vor, wenn sich ein neuer Knoten zeigte. Dieses konservative Verhalten belastete vor allem die Patientinnen psychisch ungeheuer, die schon mehrfach biopsiert worden waren, wußten sie doch nie, ob sie aus der Narkose mit oder ohne Brust wieder aufwachen würden. Außerdem konnten die Biopsien wenig an der oft schweren Mastodynie ändern, die häufig gleichzeitig beobachtet wurde.

Mit der zunehmenden Verbreitung der neuen Implantate konnte hier ein Mittelweg zwischen diesen beiden Extremen eingeschlagen werden. *Freeman*[3] hatte als erster die Idee, das kranke Drüsengewebe zu resezieren und eine Silastic-Prothese einzusetzen. So konnten beide Ziele erreicht werden: einerseits die Entfernung des erkrankten Gewebes und andererseits ausreichender Ersatz zur Erhaltung der weiblichen Form. Dieses Grundprinzip ist seit seiner Erstbe-

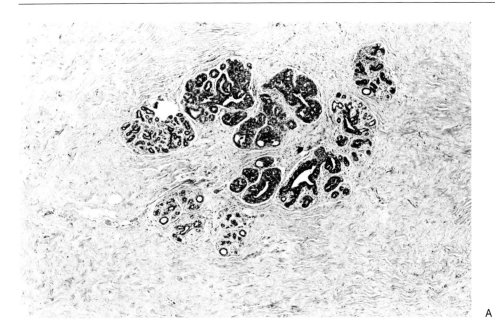

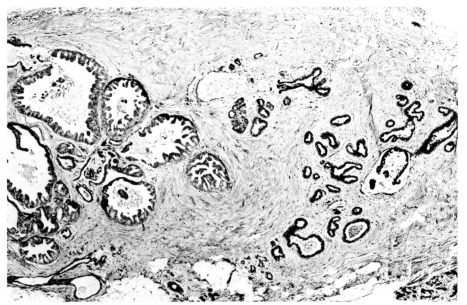

Abb. 5.1
A Ganghyperplasie
B Hyperplasie des Drüsengewebes

schreibung noch in manchen Punkten abgewandelt worden, doch im wesentlichen bleibt es das Verfahren der Wahl bei der Behandlung der chronischen Mastopathie, wenn ein operativer Eingriff erforderlich wird (s. die Indikationsstellung des Autors).

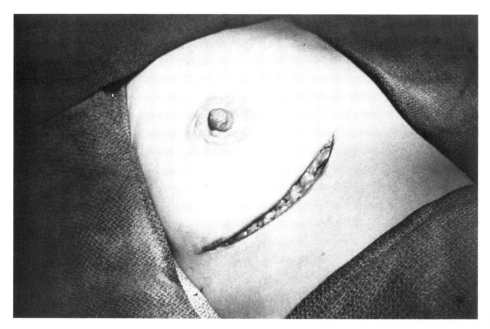

I.1

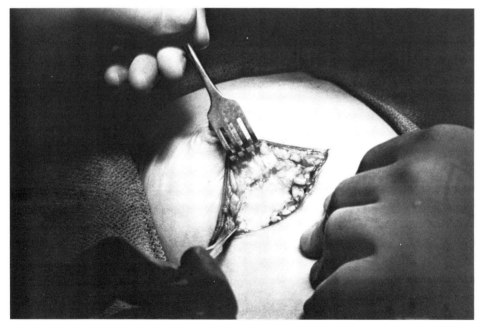

I.2

Gegenwärtige Verfahren

Technik

Resektion und Rekonstruktion in einer Sitzung

Die Resektion des Drüsenkörpers kann entweder durch einen Schnitt in der Submammärfalte (I.1) (länger als bei der Aufbauplastik) oder durch einen periareolären Schnitt erfolgen, wobei der Drüsenkörper vorher durchtrennt wurde. Die Brust wird dann durch einen dieser Schnitte entfernt.

Zuerst wird das Drüsengewebe teils scharf, teils stumpf von der Pektoralisfaszie abpräpariert (I.2).

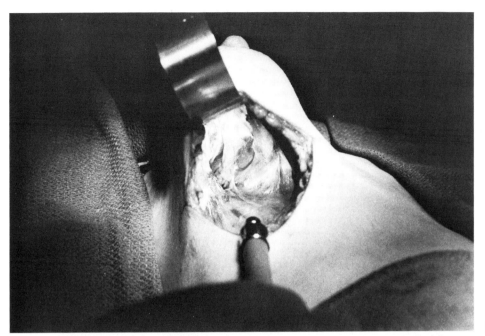

I.3

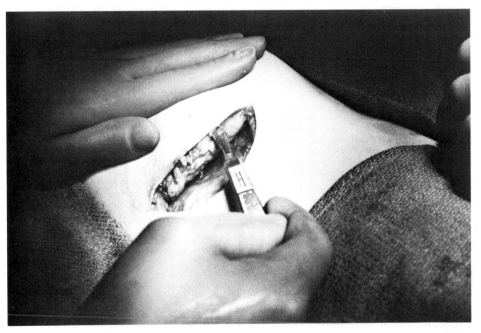

I.4

Die Dissektion reicht bis zur Mittellinie, über den lateralen Rand der Brust hinaus, nach oben bis zur Clavicula und zwischen die humeralen und pektoralen Ansätze des M. pectoralis maior, um auch den axillären Anteil möglichst vollständig zu entfernen (I.3). Die proximalen axillären Lymphknoten können zur histologischen Untersuchung mitentfernt werden. Schwieriger gestaltet sich das Abpräparieren des Drüsenkörpers in seinen oberen Abschnitten von der Unterfläche der Haut und dem angrenzenden Subkutangewebe (I.4, I.5, I.6).

126   5. Behandlung der Mastopathia chronica cystica

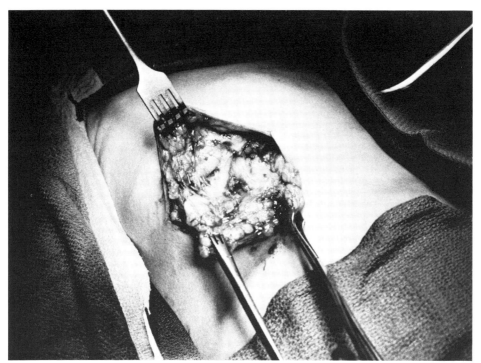

I.5

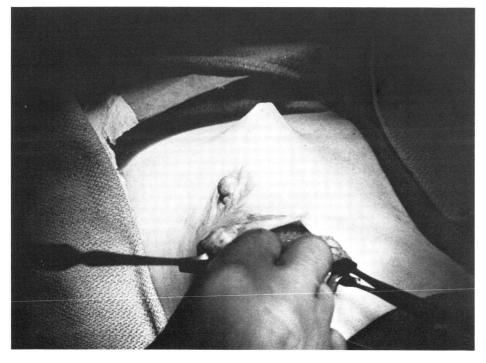

I.6

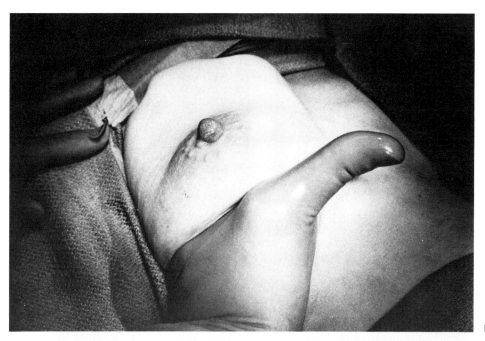

I.7

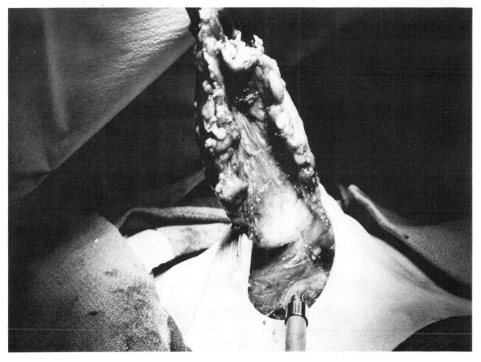

I.8

Diese Präparation erfolgt in gleicher Ausdehnung meist scharf, bis sich die Schnittebenen treffen und der ganze Drüsenkörper entfernt werden kann (I.8, I.9). Sie ist fast immer langwierig und oft nicht ganz ohne Blutung, so daß häufiger transfundiert werden muß. Deswegen wird ebenso wie bei der Reduktionsplastik einige Zeit vor der Operation die Entnahme von zwei Konserven zur späteren Autotransfusion bei der Patientin veranlaßt.

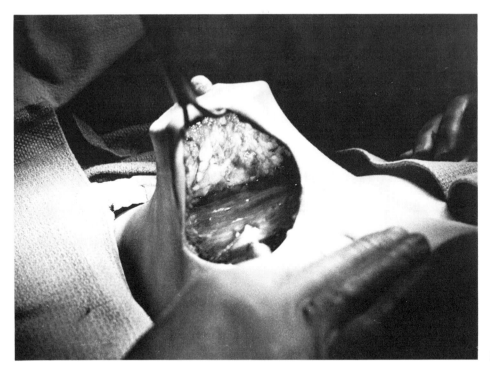

I.9

Bei diesem Verfahren werden in der Regel nur 90–95% des Drüsengewebes entfernt. Man läßt nicht nur unter der Areola Reste zurück, sondern auch trotz aller Bemühungen kleine, aber nicht unwesentliche Reste unter der Haut, wobei man sich hüten sollte, dies wegen einer möglichen besseren Hautdurchblutung absichtlich zu tun. Auch in der Axilla, im Epigastrium und in den Randbezirken am Thorax können oft noch kleine Drüsengewebspartien gefunden werden. Das Präparat wird in der Pathologie aufgearbeitet und genauestens zum Ausschluß oder Nachweis eines Karzinoms untersucht (6–10% in der Untersuchung von *Pennisi*[5]).

Die Rekonstruktion einer Brust unmittelbar nach subkutaner Mastektomie geht auf die Erstbeschreibung durch *Freeman* zurück, wenn auch dieses Verfahren inzwischen vielfach abgeändert wurde. Unter ständiger Beobachtung der weiteren Entwicklung sind auch wir zunächst so vorgegangen wie die meisten Kliniken hierzulande. Anfangs wurde der resezierte Drüsenkörper sofort durch ein Silastic-Implantat an gleicher Stelle, d. h. subkutan, ersetzt.

Das war im großen und ganzen zufriedenstellend (Abb. 5.2A, B); es wurden jedoch viele ernste Komplikationen wie Hautnekrosen mit Durchwanderungsperforationen des Implantates beobachtet, weswegen das Implantat wieder entfernt werden mußte.[1] Außerdem waren die damals in den 60er Jahren erhältlichen Endothesen recht dickwandig, so daß man die ebenfalls dicken Schweißnähte leicht durch die Haut fühlen, manchmal sogar sehen konnte, weil ja kein normales Drüsengewebe mehr das Implantat hätte bedecken können (Abb. 5.3A, B). Kurz gesagt, man bekam den Eindruck, daß die subkutane Sofortrekonstruktion riskant war und in vielen Fällen, was die Ästhetik betraf, viel zu wünschen übrig ließ.

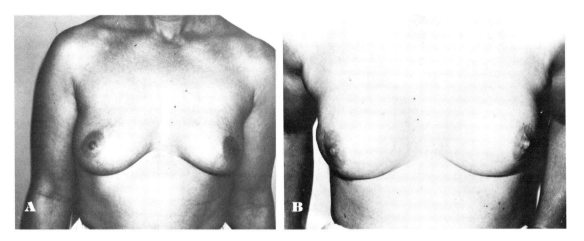

Abb. 5.2
A Mastopathie präoperativ
B Nach subkutaner Mastektomie und Sofortrekonstruktion

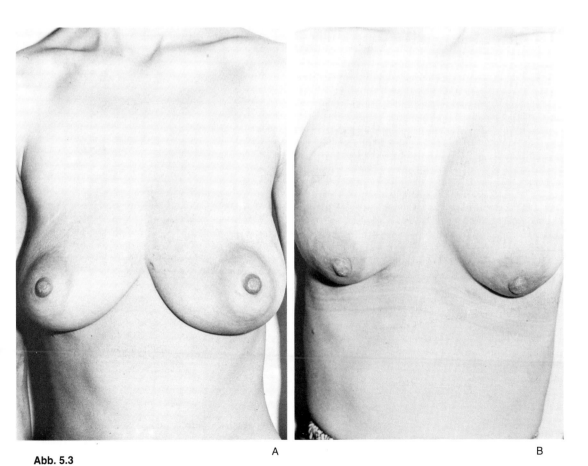

Abb. 5.3
A Mastopathie präoperativ
B Postoperative Kapselfibrose mit tastbarer Prothese nach subkutaner Mastektomie und Sofortrekonstruktion

5. Behandlung der Mastopathia chronica cystica

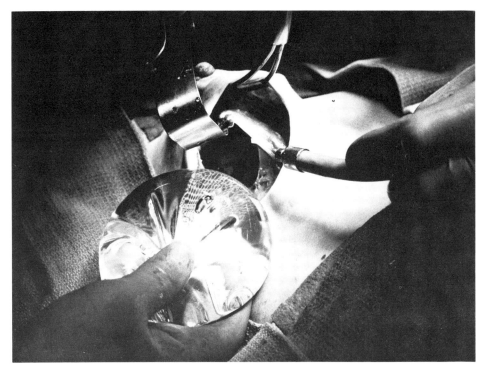

II.1

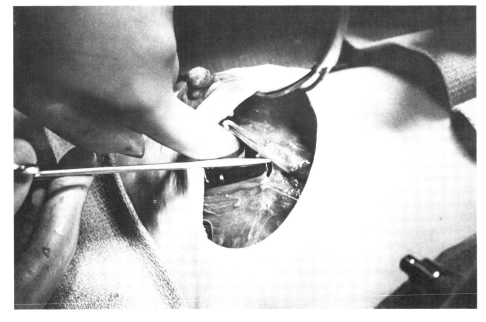

II.2

Dempsey und *Latham*[2] entwickelten ein neues Konzept zur Sofortrekonstruktion ohne Gefahr einer Minderdurchblutung der Hautlappen. Im Anschluß an die Resektion wurde zwischen den Rippen und dem M. pectoralis maior eine neue Höhle für das Implantat geschaffen (II.1). Die malträtierte Haut, nun nicht auf einem Kunststoff, sondern auf Muskulatur gelegen, konnte sich besser erholen, und die Konturen des Implantates wurden durch die subpektorale Lage

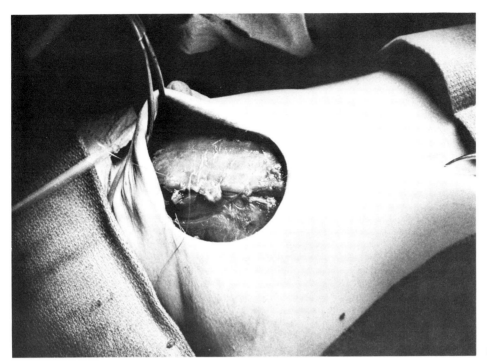

II.3

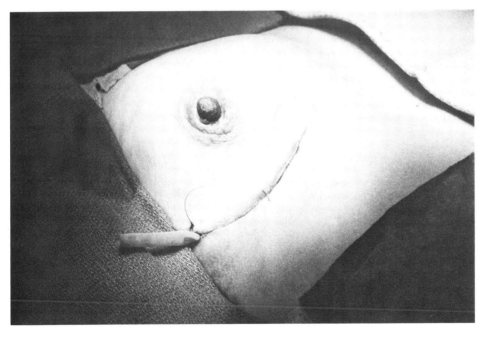

II.4

verwischt (II.2, II.3). Solange sich die Patientin nicht bewegte, erschien die Brust fast normal (II.4); wurde der Muskel jedoch angespannt, sah man häßliche Schnürfurchen über der Prothese. Gewöhnlich ist dieser Eingriff für die Patientin unangenehmer als die subkutane Rekonstruktion. Den Befund vor und nach einem solchen Eingriff zeigen die Abbildungen II.5, II.6, II.7 und II.8.

5. Behandlung der Mastopathia chronica cystica

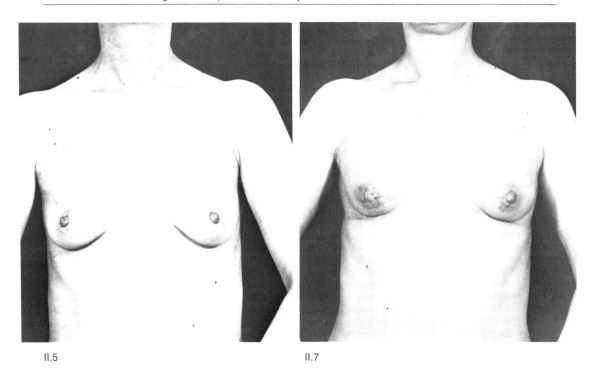

II.5 II.7

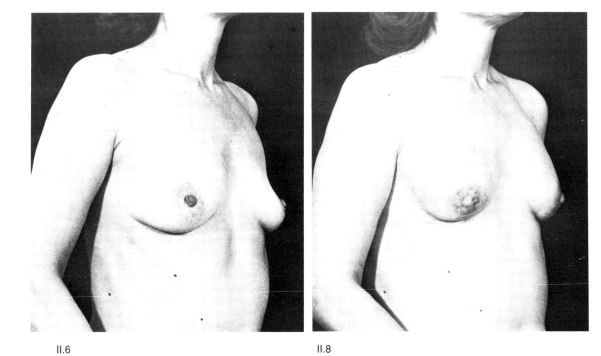

II.6 II.8

Resektion und Rekonstruktion in zwei Sitzungen

Nach der Resektion des gesamten Drüsenkörpers (wie schon beschrieben) können die Hautpartien unterschiedlich gut durchblutet sein. Dann sollte man mehrzeitig vorgehen. Die Resektion wird beendet und die Haut über Drainagen verschlossen. Die Haut kann sich erholen, wieder kräftiger werden und eine bessere Vaskularisierung aufbauen. Bei günstigen Verhältnissen kann dann die Rekonstruktion in einem zweiten Eingriff vorgenommen werden, wobei wir dies drei bis sechs Monate hinausschieben (Abb. 5.4A, B, C).

Dieses Verfahren hat zwei Nachteile:

1. Der Patientin wird neben der psychischen Belastung und den Kosten für mehrere Krankenhausaufenthalte eine gewisse Verstümmelung zugemutet.
2. Da die Hautlappen besonders bei ptotischen Brüsten unterschiedlich stark schrumpfen können, kann das Abheilungsergebnis manchmal recht häßlich sein (Abb. 5.5).

Dies konnte auch durch die erneute Ausweitung durch die Prothese nicht wieder ausgeglichen werden.

Verbesserte Implantate

Die jüngsten Entwicklungen in der Rekonstruktionschirurgie der Mamma gab es auf dem Gebiet der Prothesentechnik. Die neuen Implantate sind inzwischen sowohl nahtlos als auch weicher als vor zehn Jahren.

Deswegen kann das Implantat nun doch subkutan verlagert werden, ohne daß es besonders auffällt, und man vermeidet dadurch die subpektorale Lage. Das ändert jedoch nichts an der Art des operativen Vorgehens, wenn die Durchblutung der Haut durch eine notwendigerweise ausgedehnte Präparation geschädigt wurde. Die Wahl des richtigen Verfahrens hängt noch immer von der richtigen Beurteilung der Durchblutung der Haut ab; wenn sie eine zusätzliche Überdehnung nicht toleriert, muß man zweizeitig vorgehen.

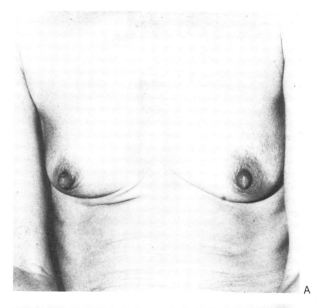
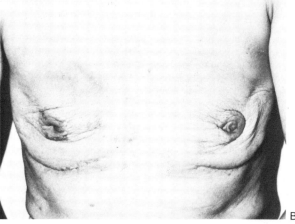
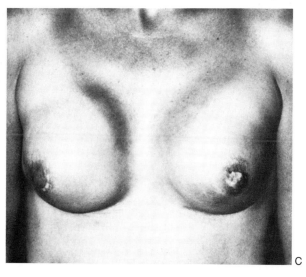

Abb. 5.4
A Subkutane Mastektomie mit aufgeschobener Rekonstruktion, präoperativ
B Nach Mastektomie
C Nach Rekonstruktion drei Monate später

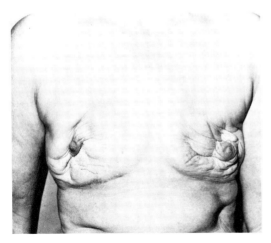

Abb. 5.5
Ausgeprägte Schrumpfung der Haut nach subkutaner Mastektomie

Grenzen der Rekonstruktion

Man sollte der Patientin unbedingt vor dem Eingriff sagen, daß der Erfolg der Rekonstruktion nicht immer gleich gut ist. Niemals kann man garantieren, daß einzeitig operiert werden kann. Außerdem sollte besonders hervorgehoben werden, daß dies kein kosmetischer Eingriff ist, und noch viel mehr, daß die Brust dabei nicht wieder ganz so sein wird wie vorher.

Mit einer gewissen Deformierung sollte man immer rechnen. Bei ganz wenigen Fällen ist das Ergebnis so schlecht, daß die Patientin vielleicht eine Ablatio vorgezogen hätte. Gerade in der heutigen Zeit, die eine weitgehende Aufklärung der Patienten wegen möglicher juristischer Folgen verlangt, ist es wichtig, dies der Patientin zu verdeutlichen, damit sie selbst entscheiden kann, ob die Operation allein aus ästhetischen Überlegungen gerechtfertigt ist.

Spezielle Situationen

Mastopathie in Verbindung mit Ptose

Bei einer großen, ptotischen Brust ergeben sich zusätzliche operative Probleme. Nach der Resektion des Drüsenkörpers bleibt ein großer leerer, an der Brustwand schlaff herabhängender Hautmantel zurück. Auch wenn die Rekonstruktion technisch sofort möglich sein sollte, sind die überschüssige Haut und die tiefe Lage der Mamille nicht gerade günstige Voraussetzungen für ein ästhetisches Ergebnis.

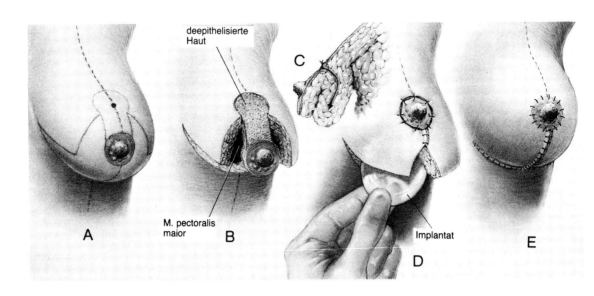

Abb. 5.6 Korrektur bei Mastopathie mit mäßiger Ptose
A Schlüssellochschablone mit kranial gestieltem Lappen
B Zustand nach Mastektomie und Belassen der Mamille auf dem gestielten Lappen
C Verlagerung der Mamille durch Doppelung des Lappens
D Einbringen eines Implantates von entsprechender Größe
E Üblicher Hautverschluß

Die Haut muß so reduziert werden, daß der Hautmantel der Größe der vorgesehenen Prothese, nicht aber unbedingt den präoperativen Verhältnissen entspricht. Wird dies unterlassen, so kann die Haut oft asymmetrisch, völlig unberechenbar und meist ziemlich häßlich schrumpfen, so daß das Ergebnis keinem der Beteiligten gefällt.

Je nach dem Grad der Ptose kann der Hautmantel durch zwei unterschiedliche Verfahren reduziert werden.

Geringe Ptose

Wenn Ptose und Hautmantel nicht allzu groß sind, wird der Eingriff anders geplant als bisher beschrieben. Eine Schlüssellochschablone wird so angelegt, daß die Mamillen entsprechend höher zu liegen kommen; damit wird das Ausmaß der Resektion festgelegt (Abb. 5.6A).

Die Mamille wird intradermal umschnitten und an einem nach kranial gestielten Lappen belassen. Die Haut wird den Markierungen entsprechend reseziert, und der nun gut zugängliche Drüsenkörper so vollständig wie möglich entfernt (Abb. 5.6B). Die auf dem gestielten Hautlappen belassene Mamille wird nun dadurch an die vorgesehene Stelle im oberen Teil des „Schlüsselloches" verlagert, daß dieser Lappen möglichst locker gedoppelt wird (Abb. 5.6C). Dann wird je nach Durchblutung und Vitalität der Hautlappen entschieden, ob ein- oder zweizeitig vorgegangen werden soll. Wenn die Haut und besonders die Mamille rosa und gut durchblutet sind, kann ein sorgfältig ausgewähltes, genau passendes Implantat entweder orthotop (Abb. 5.6D) oder subpektoral eingebracht und die Haut in üblicher Weise verschlossen werden (Abb. 5.6E).

Bei der geringsten Zyanose der Haut oder einer verzögerten Wiederauffüllung der Kapillaren wird die Resektion aufgeschoben, bis man den Eindruck hat, daß sich die Haut von diesem Operationstrauma erholt hat. Vorsichtige Chirurgen operieren von vornherein lieber zweizeitig, um kein Risiko einzugehen.

Ausgeprägte Ptose

Bei schwerer Ptose oder extrem großen Brüsten wird der gestielte Lappen für die Mamille und ihre Blutversorgung zu lang (Abb. 5.7A). Dann muß man ganz anders vorgehen: die Brust wird amputiert, die Mamillen werden auf eine andere Körperpartie, meist das untere Abdomen, transplantiert und dort sozusagen „gelagert", bis die Reimplantation an normaler Stelle möglich wird. Das bedeutet natürlich immer ein Vorgehen in zwei Sitzungen. Beim ersten Eingriff wird die Schnittführung genauso geplant wie beschrieben und die überschüssige Haut reseziert. Die Mamillen sind vorher in ihrem Durchmesser verkleinert und als freie Transplantate in entsprechend vorbereitete Empfängerbezirke eingenäht (Abb. 5.7B).

Die Haut wird verschlossen und das Wundgebiet einige Monate sich selbst überlassen. Bei der Rekonstruktion wird inframammär eröffnet und ohne Ablösung der Haut vom M. pectoralis eine Höhle zwischen dem Muskel und der knöchernen Thoraxwand geschaffen, in die das Implantat eingebracht wird. Zur Replantation der Mamillen wird nun ein entsprechender Bezirk an passender Stelle entfernt; die Mamillen werden sorgfältig eingepaßt und die Spenderbezirke wieder verschlossen (Abb. 5.7C). Dieses zweizeitige Verfahren ist sicher und in unseren Händen immer komplikationslos verlaufen. Eine andere Methode für die Behandlung der „Riesenbrust" wird anhand des folgenden Falles demonstriert, der von meinem Kollegen, Dr. *A. W. Mayer*, jr. im Jahre 1966 besonders gut operiert worden war.

Ein 14jähriges Mädchen stellte sich mit schnell wachsenden Brüsten vor, wobei beide Seiten von festen Tumoren z. T. bis zu Tennisballgröße ausgefüllt waren. Schon bei der ersten Untersuchung waren beide Seiten massiv vergrößert (Abb. 5.8A), und die psychische Belastung schon so erheblich, daß die Patientin stationär aufgenommen werden mußte.

Bei einer zunächst durchgeführten Biopsie zeigten sich multiple Adenome. Dann wurde mehrzeitig vorgegangen. In der ersten Sitzung wurden das erkrankte Drüsengewebe und die überschüssige Haut durch einen nach *Thorek* modifizierten Zugang entfernt, die Mamillen verkleinert und als freie Transplantate in ihre spätere Position gebracht. Sie sind gut angewachsen und ohne Nekrose eingeheilt (Abb. 5.8B).

In zweiter Sitzung vier Monate später wurde erneut inframammär eingegangen und beiderseits eine mittelgroße *Cronin*-Prothese subkutan implantiert (Abb. 5.8C). Es gab keine Komplikationen und keine weiteren psychischen Probleme. Die Patientin hat inzwischen die Schule beendet und ist eine sehr gute Krankenschwester geworden.

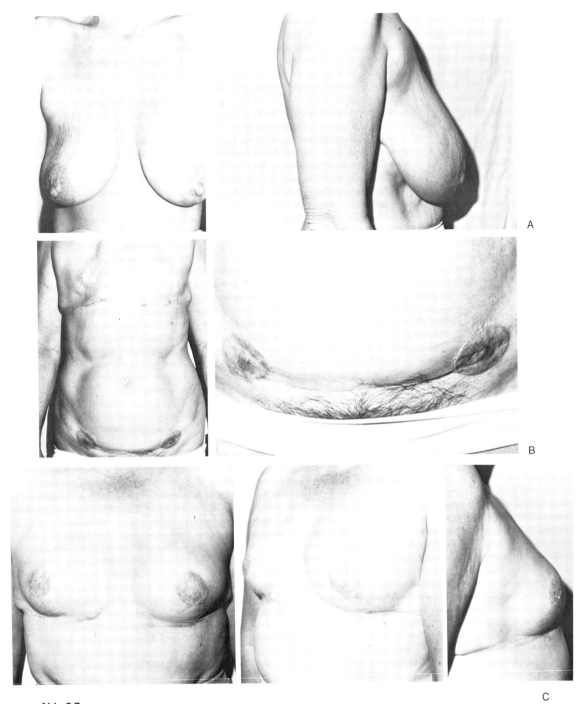

Abb. 5.7
A Mastopathie mit mittelschwerer Ptose
B Nach subkutaner Mastektomie und freier Transplantation der Mamillen in die Haut am Unterbauch
C Nach Rekonstruktion mit subpektoralen Endothesen und zurückverpflanzten Mamillen

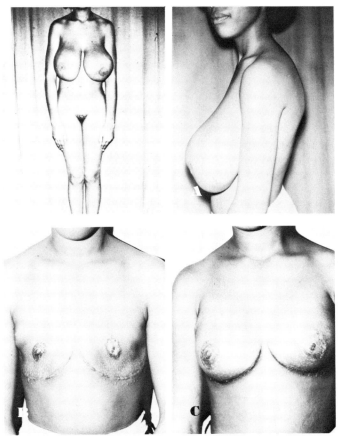

Abb. 5.8
A Junges Mädchen mit massiver Mammahypertrophie und multiplen Adenomen
B Nach subkutaner Mastektomie, Hautresektion und freier Transplantation der Mamillen
C Nach Rekonstruktion mit Prothesen

Silikon-Injektionen

Eine weitere Indikation zur subkutanen Mastektomie mit nachfolgender Rekonstruktion besteht bei früher vorgenommenen Silikoninjektionen in das Drüsengewebe. Dabei können Knoten in der Brust oder Hautveränderungen oder -verfärbungen oder sogar richtige isolierte Silikonplaques entstehen. Der Eingriff ist schon deswegen nötig, weil die Silikonknoten nicht von malignen Knotenbildungen abgegrenzt werden können.

Die Operation ist schwieriger als eine „normale" subkutane Mastektomie, weil das Silikon das Gewebe und die Haut infiltriert hat und die Präparation dadurch schwieriger wird. Oft haftet das Silikon an der Unterfläche der Haut und muß dort scharf herausgekratzt werden, ohne daß dabei die Blutversorgung beeinträchtigt werden sollte. Wir haben in solchen Fällen mehrfach Nekrosen der Haut gesehen und mußten Haut an anderer Stelle zur Deckung entnehmen (s. Kapitel 2, Abb. 2.6).

Komplikationen

Statistisch gesehen ist die häufigste Komplikation die Hautnekrose über einem Implantat und die nachfolgende Durchwanderungsperforation. Meist tritt diese Nekrose am äußeren unteren Quadranten auf, wo die Durchblutung am schlechtesten ist. Ohne Zweifel entsteht diese Komplikation bei dem Versuch, trotz unzureichender Durchblutungsverhältnisse in einer Sitzung zu rekonstruieren. Diese Entscheidung ist immer sehr schwierig, besonders weil man der Patientin einen zweiten Eingriff ersparen möchte.

5. Behandlung der Mastopathia chronica cystica

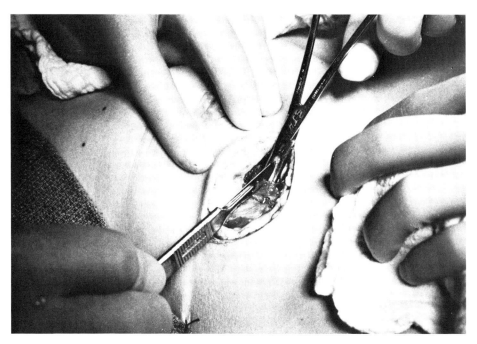

III.1

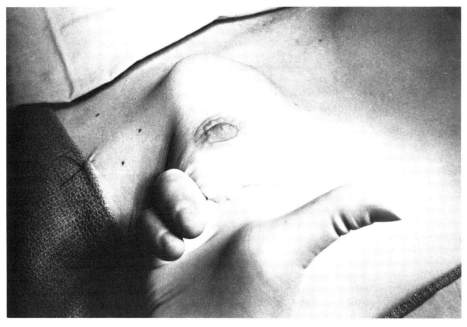

III.2

Eine korrekte Behandlung der Komplikation verläuft folgendermaßen:

Entfernung des Implantates, Begradigung der Hautränder und erneuter Verschluß der Haut. Nach mehreren Wochen, wenn nach Abheilung reizlose Narben vorliegen, wird inframammär ein neues Implantat eingebracht (III.1 bis III.6).

Größere Sicherheit bringt hier die subpektorale Verlagerung, auch wenn man dabei eine gewisse Asymmetrie in Kauf nehmen muß.

Die abschließenden Fotos (III.7, III.8, III.9) zeigen die Patientin vor und nach einer solchen Sekundärrekonstruktion, gleichzeitig noch nach Beseitigung einer Kapselfibrose. Die übrigen

Komplikationen 139

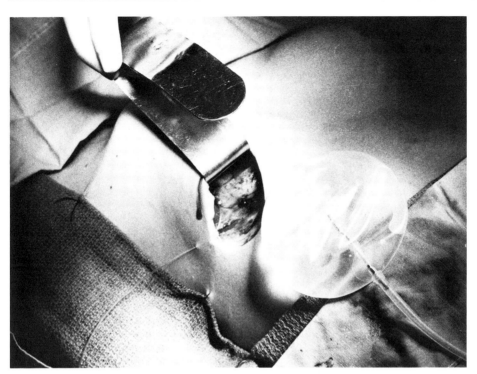
III.3

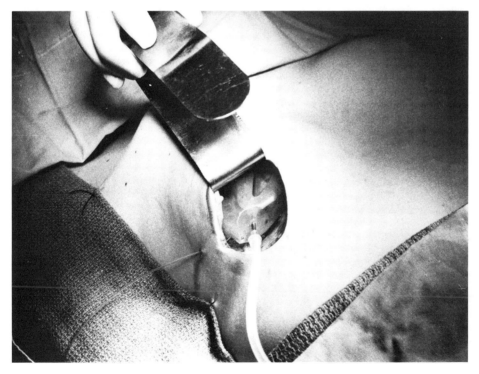
III.4

5. Behandlung der Mastopathia chronica cystica

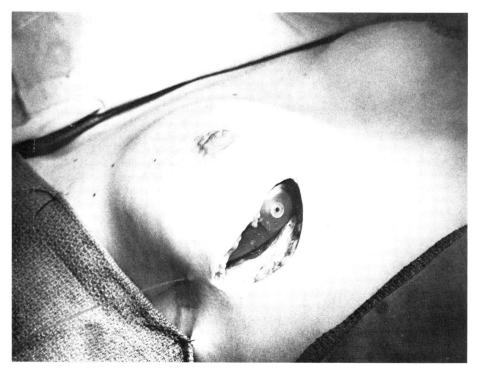

III.5

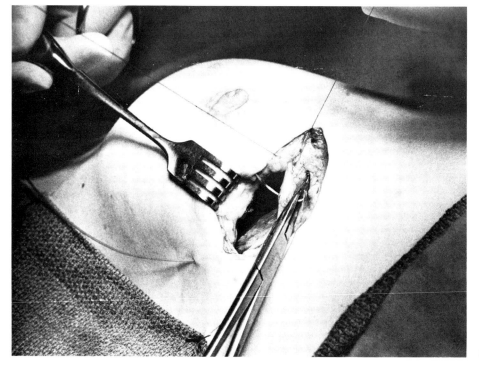

III.6

Komplikationen 141

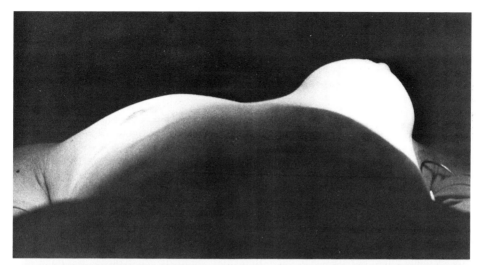

III.7

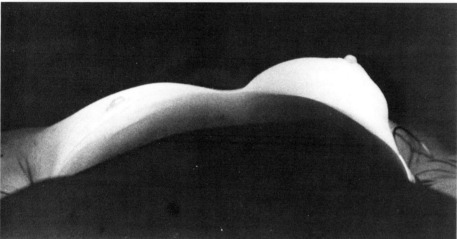

III.8

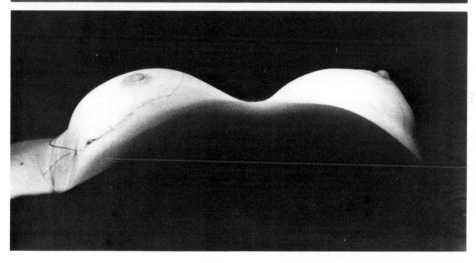

III.9

Komplikationen wie Hämatome, Infektionen und Wunddehiszenzen unterscheiden sich nicht von denen bei anderen Rekonstruktionsoperationen; sie sind in den verschiedenen Kapiteln schon besprochen worden.

Kapselfibrosen sieht man häufiger als bei einer einfachen Aufbauplastik; sie neigt nach eigenen Erfahrungen zum Rezidiv, wenn eine offene oder geschlossene Kapsulotomie vorausging.

Eigenes Vorgehen

Alle zuvor beschriebenen Verfahren habe ich selbst ausgeführt.

Indikationen

Zuerst möchte ich einen Punkt herausstellen, der ganz besonders kritisch geprüft werden sollte, wenn man eine Operation in Betracht zieht: welche Indikationen bestehen für eine subkutane Mastektomie?

Natürlich sollte man nicht jedem, dem schon eine Zyste entfernt wurde, zu dieser Operation raten, auch wenn schon hiernach gewisse kosmetische Probleme entstehen können. Dieser Eingriff ist sicher kein Allheilmittel und sollte nicht zu häufig vorgeschlagen werden, sonst verfolgen den Chirurgen eine Reihe von unzufriedenen Patientinnen und entsprechend viele Prozesse.

Andererseits ist es sicher sehr konservativ, wenn man die Patientin immer wieder zu einer neuen Biopsie schickt, wenn sie gleichzeitig noch Schmerzen und sicher berechtigte Angst vor einem Karzinom hat.

Wie so oft, sollte man den goldenen Mittelweg finden und bei aller Zurückhaltung folgende Punkte beachten:

1. Zwei vorausgegangene Biopsien und ein neuer Knoten
2. Zwei vorausgegangene Biopsien und mäßige bis starke Schmerzen
3. Zwei vorausgegangene Biopsien und ein erhöhtes familiäres Risiko. Vielleicht ist dies der wichtigste Gesichtspunkt, nicht nur wegen der psychischen Belastung, sondern auch deswegen, weil man die Mastopathie bei belasteter Familienanamnese als Präkanzerose ansehen muß.

Insgesamt waren bei den meisten meiner Patientinnen mehr als zwei Biopsien vorausgegangen, was gut in den Rahmen unserer Indikationsstellung paßte.

Auswahl des Verfahrens

Das nächste Problem ist die richtige Wahl der Methode und die Entscheidung für ein- oder zweizeitiges Vorgehen. Wie schon erwähnt, habe ich alle beschriebenen Operationen selbst durchgeführt. Zur Zeit ist dies meine Methode: nach einer schonenden Resektion und ohne Rücksicht auf die spätere Rekonstruktion und nach exakter Blutstillung wird die Haut auf den M. pectoralis gelegt. Dann warte ich fünf Minuten. Wenn die Haut und besonders die Mamille rosa und gut durchblutet erscheinen, wird sofort die Rekonstruktion subkutan mit einer weichen runden nahtlosen Prothese entsprechender Größe durchgeführt. Nach der Hautnaht warte ich noch einmal fünf Minuten bis zum Anlegen des Verbandes, um beurteilen zu können, ob die durch das Implantat bedingte zusätzliche Dehnung die Durchblutung der Haut beeinträchtigt hat. Bei der geringsten Zyanose vor oder nach Einbringen des Implantates wird die Operation abgebrochen, die Haut verschlossen und die Rekonstruktion erst drei bis sechs Monate später vorgenommen.

Ganz selten, wenn die Blutversorgung der Haut vor der Implantation gut war, danach aber nur mäßig erscheint, versuche ich, das Implantat zu seinem besseren Schutz subpektoral zu legen und die Durchblutung der Haut durch den direkten Kontakt zur Muskulatur zu verbessern.

Bezugsliteratur zu Kapitel 5

1. *DeCholnoky, T.*: Follow-up clinic. Plast. Reconstr. Surg. 52:435, 1973
2. *Dempsey, W. C., Latham, W. D.*: Subpectoral implants in augmentation mammaplasty. Plast. Reconstr. Surg. 42:515, 1968
3. *Freeman, B. S.*: Subcutaneous mastectomy for benign breast lesions with immediate or delayed prosthetic replacement. Plast. Reconstr. Surg. 30:676, 1962
4. *Goldman, L. D., Goldwyn, R. B.*: Some anatomical considerations of subcutaneous mastectomy. Plast. Reconstr. Surg. 51:501, 1973
5. *Pennisi, V. R.*: Subcutaneous mastectomy and fibrocystic disease. Clin. Plast. Surg. 3:205, 1976

6. Rekonstruktion nach radikaler Mastektomie

mit David M. Charles und Richard H. McShane

Zweifellos gehört die Entwicklung von Methoden zur Rekonstruktion der weiblichen Brust nach Mammaamputation zu den aufregendsten Neuerungen in der modernen plastischen Chirurgie. Noch vor weniger als zwanzig Jahren war dies unvorstellbar, behandelte man doch die abgeheilte Mastektomie-Narbe als ein Sakrileg. Man war der Meinung, daß jeder Eingriff ein Rezidiv verursachen und damit die Überlebenschance mindern könne. Wenn man sich überhaupt zu einer Rekonstruktion entschloß, dann nur bei den wenigen Patientinnen, die ihre Erstoperation wegen eines Karzinoms im Stadium I ohne axilläre Metastasen zumindest fünf Jahre überlebt hatten.

Was hat nun in der Zwischenzeit die Einstellung progressiver und auf diesem Gebiet erfahrener Chirurgen so verändert?

1. Man weiß inzwischen mehr über die Biologie und das Verhalten des Mammakarzinoms[21]. Man hat erkannt, daß Lokalrezidive selten sind – ungefähr 10%. Dabei sind dies meist die fortgeschrittenen Fälle, bei denen die Haut schon bei der ersten Resektion befallen war.

2. Die Tendenz geht weg von den „supraradikalen" Eingriffen; die Unzufriedenheit mit der klassischen *Halsted*-Operation und der langen vertikalen Narbe, den dünnen Hautlappen und den häufig zusätzlich erforderlichen Spalthautlappen bei ausgedehnteren Resektionen wächst. Man bevorzugt heute im allgemeinen die „modifizierte radikale Mastektomie" nach *Patey*[18] mit einem horizontalen Schnitt unter Erhaltung des Pektoralmuskels.

3. Die Verbesserung der Implantationstechnik und die zunehmende Erfahrung im Umgang mit den Silastic-Prothesen haben für eine weitere Verbreitung des Verfahrens gesorgt.

4. Man hat mehr Verständnis für die psychische Belastung, die eine radikale Mastektomie mit dem unvermeidlichen Verlust des Symbols spezifischer Weiblichkeit mit sich bringt. Man weiß inzwischen, daß der Wunsch der Patientin nach Wiederherstellung ihres femininen Äußeren sehr ernst und mit Sicherheit nicht banal ist, und daß die rekonstruktive Chirurgie zu dieser Korrektur (d. h. die Schaffung einer gewissen Symmetrie) ohne allzu große Schwierigkeiten in der Lage ist.

Auch wenn wir überzeugt sind, daß man die Brust als „Symbol" so früh wie möglich wiederherstellen sollte, müssen wir doch auf unsere Kollegen aus der Allgemeinchirurgie Rücksicht nehmen, die die Verantwortung für die Patientin übernommen haben; sie bestimmen, bei wem und wann rekonstruiert werden soll, wenn man zweizeitig vorgehen will. Es wäre völlig unverantwortlich von einem plastischen Chirurgen, eine Rekonstruktion vorzunehmen, ohne vorher Sitz und Größe des resezierten Tumors, seine histologische Natur, den Grad der Invasivität und die Ausbreitung in axilläre Lymphknoten zu kennen. Wenn der Allgemeinchirurg den Fall noch nicht abgegeben hat, sollte man mit ihm unbedingt den Wunsch der Patientin nach einer Rekonstruktion durchsprechen und nach Möglichkeit seine Zustimmung erhalten.

Historisches

Da die Aufbauplastik nach radikaler Mastektomie ein ganz neues Verfahren ist, gibt es auch noch keinen „historischen" Hintergrund. Noch sind die Pioniere auf diesem Gebiet dabei, Modifikationen und Verbesserungen ihrer eigenen Verfahren anzugeben.

Gegenwärtige Verfahren

Einfache Augmentation

Zweifellos ist der einfachste Weg zur Schaffung eines „Brust-Äquivalents" die Implantation einer entsprechend großen und geformten Prothese unter die abgeheilten Hautlappen[20]. Bei einer nach *Patey*[18] modifizierten radikalen Mastektomie kann dies gelingen, wenn die Haut recht schlaff und die Hautlappen kräftig genug sind, um das Interponat zwischen Muskulatur und Haut zu halten. Nach *Guthrie*[8] ist für die Durchschnittspatientin nur wichtig, daß sie im Büstenhalter und in ihrer Kleidern normal wirkt, ohne eine externe Prothese verwenden zu müssen.

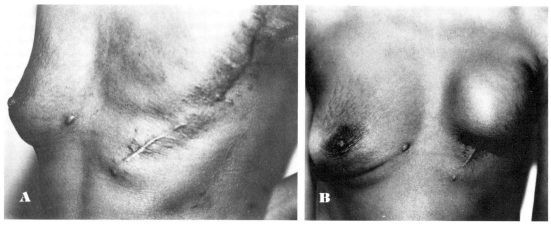

Abb. 6.1
A Abgeheilte radikale Mastektomie
B Rekonstruktion durch einfache Aufbauplastik

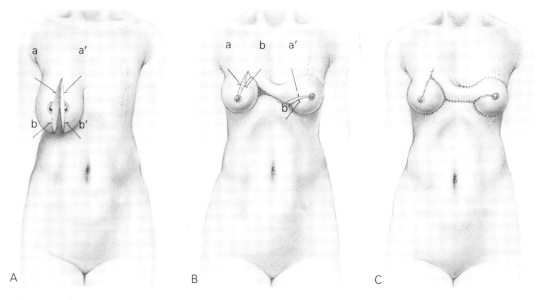

Abb. 6.2 Operation nach *Perra* mit Halbieren der gesunden Seite zum Ersatz von Drüsenkörper und Mamille

Vom ästhetischen Standpunkt aus bleibt bei der einfachen Augmentation aber noch viel zu wünschen, und technisch kann sie bei zu enger und narbiger Haut nach der Resektion mißlingen (Abb. 6.1A, B).

Mehrzeitige Rekonstruktion mit Lappenplastiken

Wegen der erheblichen Unterschiede der Haut auf der gesunden und auf der operierten Seite ist immer wieder nach Möglichkeiten gesucht worden, den Hautmantel für die nachfolgende Implantation einer Prothese zu vergrößern. Das hat *Perra*[19] zur Verwendung eines gestielten Lappens von der Gegenseite veranlaßt, wenn diese Brust sehr ptotisch ist (Abb. 6.2); *Höhler* hat gestielte Lappen vom Abdomen her in mehreren Schritten an die Brust verlagert (Abb. 6.3)[9], und *Cronin*[5] hat mit großem Erfolg einen gestielten Verschiebelappen vom lateralen Thorax an die Brust verlagert (Abb. 6.4). *Millard*[14], schon immer der

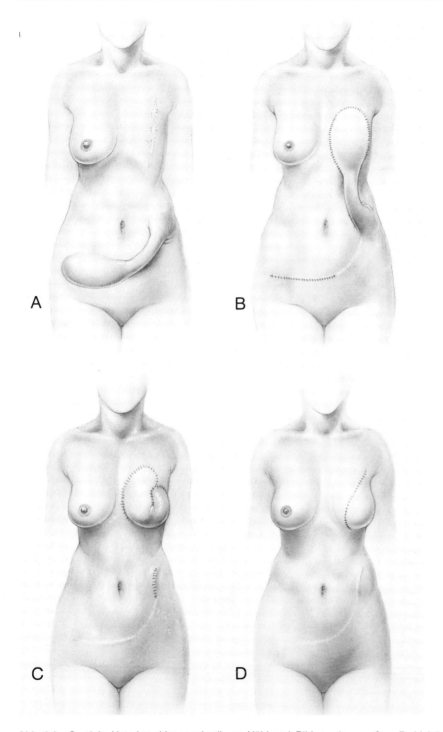

Abb. 6.3 Gestielte Unterbauchlappenplastik von *Höhler* mit Bildung eines großen „Paddels" am Unterbauch (A), Verlagerung an die Empfängerposition durch Drehung um den Stiel (B), Durchtrennung des Stiels (C) und Verwendung bei der Rekonstruktion (D)

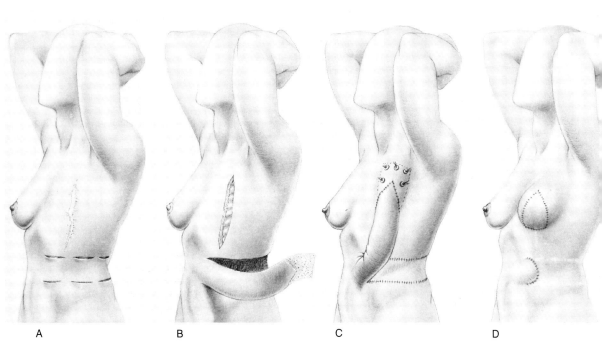

Abb. 6.4 Verfahren nach *Cronin*. Bildung eines langen, medial gestielten Lappens, Drehung um 90° und Einnähen der deepithelisierten Spitze in den oberen Wundwinkel zur Erweiterung des Hautmantels (A bis D)

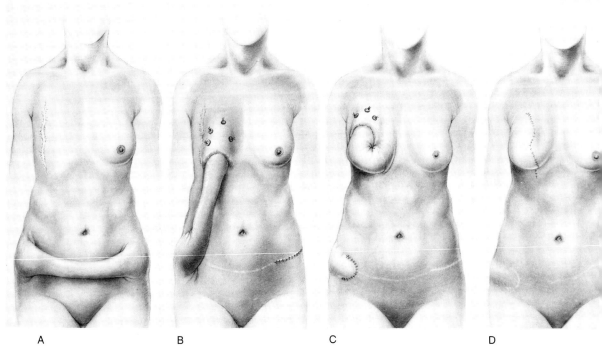

Abb. 6.5 Verfahren nach *Millard*. Wie bei *Höhler* wird ein gestielter Unterbauchlappen zur Erweiterung des Hautmantels der Brust verwendet (A bis D)

Pionier, hat auch hier mit seiner Variation des gestielten Bauchhautlappens brauchbare Verbesserungen angegeben (Abb. 6.5). Zum Ersatz von Haut und Drüsenkörper kann der Latissimus-dorsi-Lappen[10] gut verwendet werden. Dieses wichtige Verfahren wird später ausführlich beschrieben.

Um alle diese Verfahren, die fast ausnahmslos ausgezeichnete kosmetische Ergebnisse bringen, haben sich die Väter der plastischen Chirurgie hier und in Übersee verdient gemacht. Wenn wieder genügend Haut und Subkutangewebe vorhanden ist, wird zur Schaffung einer möglichst normalen Brust ein Implantat eingebracht. Da die normale Seite nur sehr schwer nachgebildet werden kann, kann man die operative Umgestaltung der gesunden Seite meist nicht umgehen, sei es, daß eine Augmentation, eine Reduktion oder die Korrektur einer Ptose erforderlich werden.

Freeman[7], ein ungemein erfahrener Chirurg auf diesem Gebiet, empfiehlt jetzt die subkutane Mastektomie der gesunden Seite mit nachfolgender Aufbauplastik wegen der Häufigkeit eines okkulten Neoplasmas auf dieser Seite. Nach Schaffung der Form kann die Mamille entweder aus einem Transplantat aus den kleinen Labien[1], aus einem Teil der gesunden Mamille[14] oder durch Eintätowierung von Pigment an entsprechender Stelle gebildet bzw. simuliert werden. Um die Neuheit des Verfahrens zu unterstreichen, haben *Cocke* und *Lynch*[4] über die Ergebnisse einer Umfrage bei allen Mitgliedern der „American Society of Plastic and Reconstructive Surgery" berichtet. Von 800 Beantwortern hatten nur 360 eine Rekonstruktion nach Mastektomie wegen eines Karzinoms vorgenommen. Insgesamt wurde über 1200 Eingriffe berichtet; bei 1000 wurde eine Prothese verwendet, bei 200 ein gestielter Lappen, 83 haben die Verfahren kombiniert.

Insgesamt wurden dabei in 88% der Fälle zufriedenstellende Ergebnisse erreicht. Zweifellos würden diese Zahlen heute beträchtlich höher sein.

Komplikationen

Die wesentlichste Komplikation ist die Nekrose der Haut, die einerseits durch die ohnehin schlecht durchblutete, dünne und narbige Haut begünstigt wird und andererseits durch die meist unter Spannung in die Wunde eingenähten Hautlappen, wodurch die Durchblutung noch weiter verschlechtert wird. Wenn zu diesem Trauma noch die Belastung durch ein Implantat hinzukommt, kann eine Hautnekrose mit nachfolgender Durchwanderungsperforation des Implantates resultieren. Es ist, wie meistens, nicht ganz einfach zu beurteilen, ob eine bestimmte Spannung gerade noch toleriert wird, oder ob man besser in mehreren Schritten vorgehen und das Implantat später einbringen sollte. Das muß jeder Chirurg für sich bei der Operation entscheiden, gestützt auf seine Übung, seine Geschicklichkeit und seine Erfahrung im Umgang mit schlecht durchblutetem Gewebe. Trotzdem kann eine Hautnekrose mit Durchwanderungsperforation auch dem sorgfältigsten und erfahrensten Chirurgen passieren.

Als letztes hat die Strahlentherapie, häufig als Zusatzbehandlung bei der Mastektomie angewendet, großen Einfluß auf das Gewebe und insbesondere auf dessen Durchblutung. Ohne auf dieses komplexe Thema näher eingehen zu wollen, über das schon viele Bücher geschrieben wurden, kann man es in zwei Worten zusammenfassen: schlechte Wundheilung.

Die einfache Implantation einer Prothese unter bestrahlte Haut ist gewissermaßen „selbstmörderisch". Auch die Verwendung eines gestielten Lappens aus bestrahlter Haut wäre unklug; wenn man jedoch gesundes Gewebe mit seiner eigenen intakten Blutversorgung in das bestrahlte Gebiet einbringen kann, wird dies auch die Einheilung erleichtern. Dann sollte man das Implantat aber erst später einsetzen.

Verfahren des Autors

Angeregt durch die Erfolge der Vorreiter auf diesem Gebiet und ermutigt durch die Zustimmung unserer Allgemeinchirurgen haben mein Kollege *R. H. McShane* und ich ein einzeitiges Verfahren entwickelt, das fast bei allen Befunden nach abgeheilter Mastektomie angewendet werden kann. Es ähnelt in vielen Punkten dem Vorgehen von *Bohmert*[2], der dieses unabhängig von uns entwickelt und auf dem 6. Internationalen Kongreß für Plastische Chirurgie 1976 vorgestellt hat.

Indikationen

Zur Zeit führen wir dieses Verfahren weder primär noch aufgeschoben primär durch, sondern geben der Wunde sechs Monate Zeit zur Abheilung. Wir sind nicht so radikal wie manche Autoren[10] in unserem Vorgehen und beschränken im allgemeinen die Rekonstruktion auf Patientinnen, deren Tumor kleiner als 2 cm war, nicht in die Haut oder tiefere Schichten eingewachsen war und nicht mehr als zwei befallene axilläre Lymphknoten aufwies. Dies scheint uns ein vertretbarer Kompromiß zwischen extrem konservativer Haltung und der Einstellung „alles nehmen, was gerade kommt"; es ist aber gut möglich, daß wir unser Vorgehen ändern und unsere Indikationsstellung erweitern werden, wenn wir und andere über mehr Erfahrung verfügen.

Technik

Da das Hautdefizit besonders in vertikaler Richtung über dem Brustkorb das wichtigste Problem bei der Schaffung einer natürlich wirkenden Brust ist, haben wir uns eine große Z-Plastik ausgedacht, die die gut verschiebliche Haut am lateralen Thorax und Abdomen, wie sie bei den meisten Menschen vorhanden ist, mit einbezieht. Diese Z-Plastik ist ganz asymmetrisch und kann sowohl im Winkel als auch in der Länge der Lappen je nach der individuellen Situation variiert werden. Unabhängig davon, ob eine vertikale oder horizontale Narbe vorhanden ist, bleibt das Konzept immer gleich: es besteht aus einem medial gestielten dreieckigen Verschiebelappen, der dann in einen vertikal geplanten Defekt eingebracht wird. Man kann dieses Verfahren auch dann anwenden, wenn zum primären Verschluß Spalthauttransplantate verwendet worden waren.

Horizontaler Schnitt

Bei der radikalen Mastektomie nach *Patey*[18] wird ein querer Hautschnitt vorgenommen. Das Endergebnis nach dieser Operation eignet sich ganz besonders zur Rekonstruktion; meistens genügt sogar lediglich das Einsetzen einer Prothese. Da der M. pectoralis fast vollständig erhalten bleibt, entsteht auch „kein verräterisches Loch" infraklavikulär (den Patientinnen oft äußerst unangenehm), und das Implantat ersetzt dann den resezierten Drüsenkörper.

In unseren Augen ist jedoch eine Rekonstruktion unter Verwendung eines großen medial gestielten thorakoabdominalen Lappens wesentlich ästhetischer und sicherer (I.1, I.2). Der Lappen wird als asymmetrische Z-Plastik geplant, wobei die horizontale Narbe die Achse dieses Z wird (I.3).

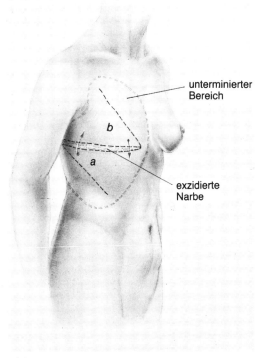

I.1

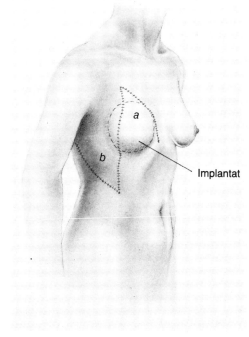

I.2

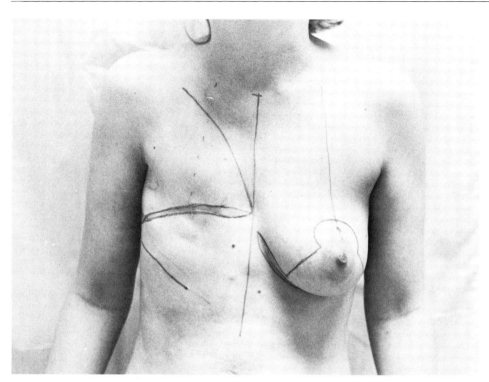

I.3

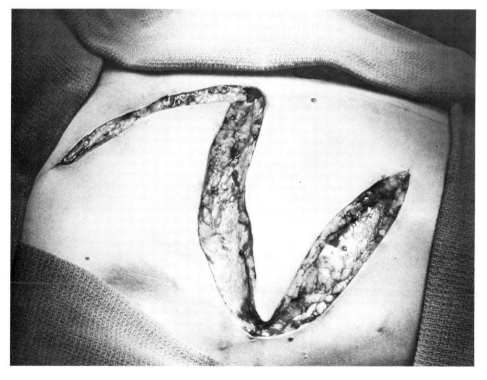

I.4

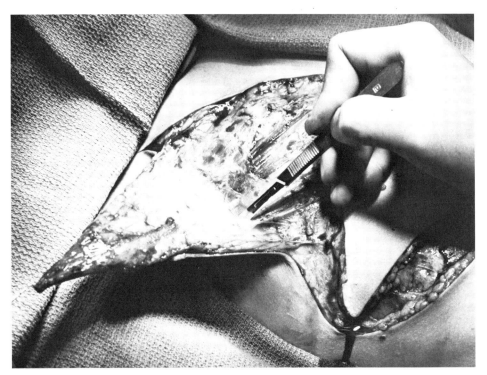

I.5

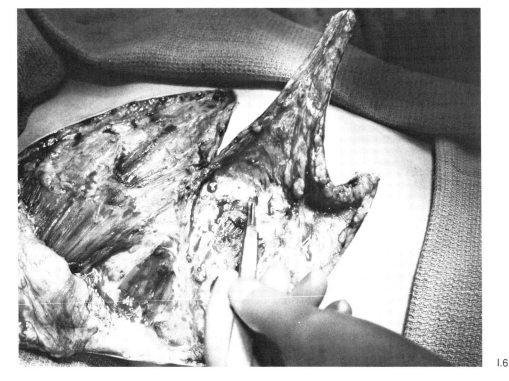

I.6

Ein großes Dreieck mit medialer Basis wird in einen Defekt eingepaßt, der durch einen fast vertikalen Schnitt vom medialen Rand der alten Narbe bis unterhalb der Clavicula entsteht (I.4 bis I.8).

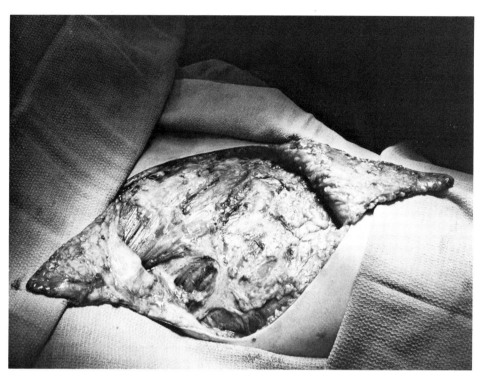

I.7

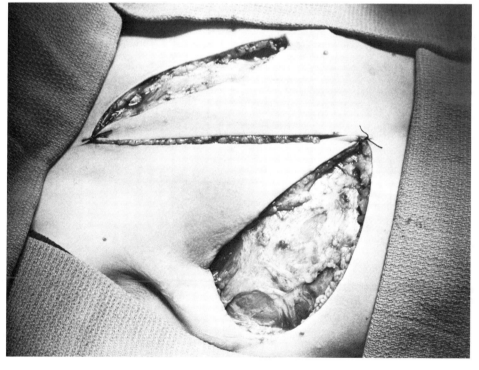

I.8

6. Rekonstruktion nach radikaler Mastektomie

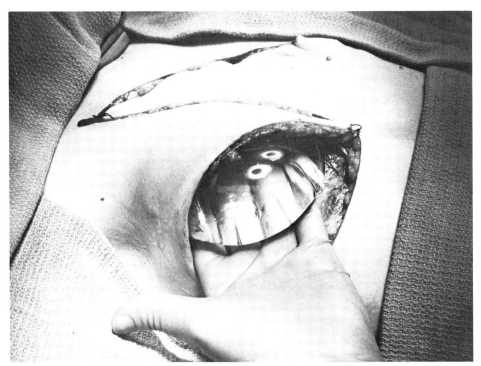

I.9

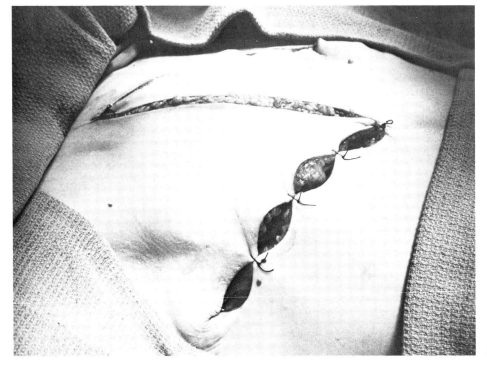

I.10

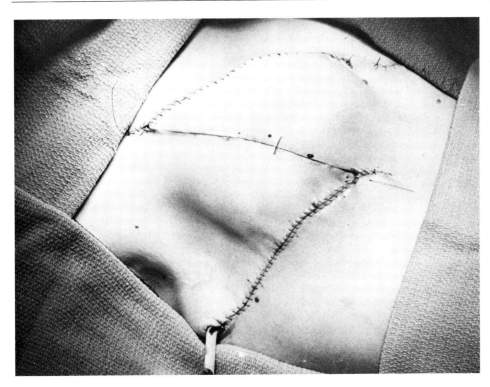

I.11

Zur Schaffung einer genügend großen Tasche für das Implantat wird die Haut beiderseits dieser vertikalen Inzision unterminiert. Noch großzügiger wird dies nach lateral und unten bis zu den Mm. obliquus externus und serratus anterior durchgeführt, damit der Lappen mit dem ganzen Subkutangewebe gut verschoben und die horizontale Wunde ohne Spannung verschlossen werden kann (I.10, I.11).

Obwohl bei diesem Lappen meist nicht zweizeitig vorgegangen werden muß, weil dies gleichsam schon durch die horizontale Narbe bei der Erstoperation vorweggenommen wurde, muß man an diesem Punkt das weitere Vorgehen überprüfen. Wird die Lappenspitze in ihrer neuen Position durch Abknickung ihrer Basis livide, dann muß der Lappen in seine ursprüngliche Lage zurückgebracht und die Verschiebung des Lappens zehn Tage später nochmals versucht werden.

Das ist jedoch ganz ungewöhnlich. Normalerweise übersteht ein gut geplanter und entsprechend mobilisierter Lappen seine Verschiebung ohne Durchblutungsstörung. Meist kann man in den so vergrößerten Hautmantel recht gut eine Prothese von entsprechender Größe einpassen.

Nun muß erneut entschieden werden, ob man die Prothese sofort einsetzen kann oder dies besser aufschiebt, bis die Wunden gut verheilt sind. Dies hängt von der Spannung auf der Wunde und weitgehend davon ab, ob der Chirurg von Anfang an konservativ eingestellt ist. Wir mußten bisher noch nie zweizeitig vorgehen und haben dabei weder Hautnekrosen noch Implantatdurchwanderungen gesehen. Die Abbildungen 6.6A und B zeigen den präoperativen Befund und das postoperative Resultat mit diesem Verfahren. Abbildung 6.7 zeigt ein ähnliches Ergebnis bei beidseitiger Mastektomie.

Wenn die Rekonstruktion abgeschlossen und das Operationsgebiet zur Ruhe gekommen ist, sollten zwei weitere Punkte zwischen Arzt und Patientin besprochen werden. Aller Wahrscheinlichkeit nach werden die Brüste asymmetrisch sein, was die Frage nach einer Angleichung der gesunden Seite aufwirft (meist als Korrektur einer Ptose oder als Reduktionsplastik) (Abb. 6.8). Auch mit dem überweisenden Allgemeinchirurgen sollte diese Frage erörtert werden, da dieser möglicherweise eine subkutane Mastektomie vorschlägt, wenn das statistische Risiko für ein zweites Karzinom erhöht ist.

154   6. Rekonstruktion nach radikaler Mastektomie

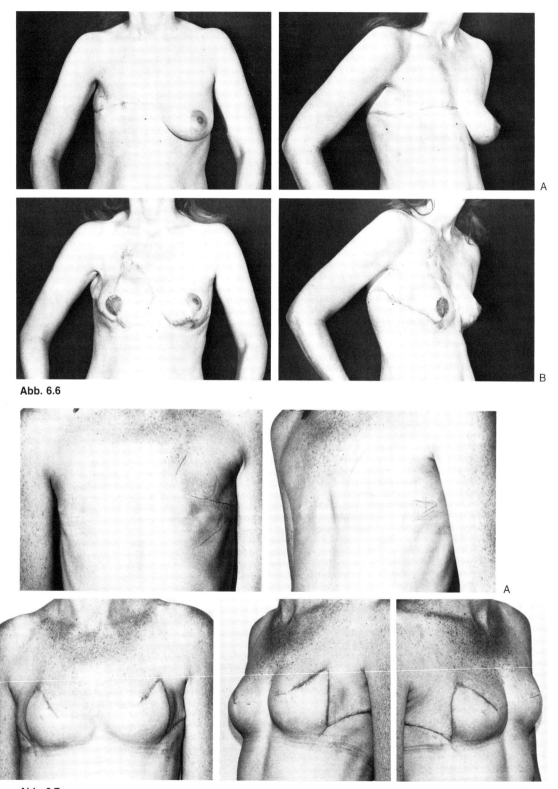

Abb. 6.6

Abb. 6.7

Abb. 6.6
A Gut verheilte horizontale Narbe nach radikaler Mastektomie vor zwei Jahren
B Nach Rekonstruktion mit einem Verschiebelappen und gleichzeitiger Augmentation. Anhebung der mäßig ptotischen Gegenseite und zusätzlich freies Transplantat aus der kleinen Labie

Abb. 6.7
A Beiderseitige modifizierte radikale Mastektomie mit horizontalen Narben
B Rekonstruktion mit Verschiebelappen und Prothesen. Die Rekonstruktion der Mamillen wurde nicht gewünscht

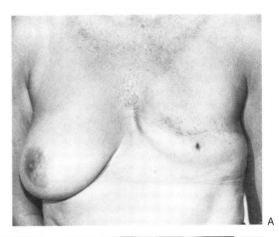
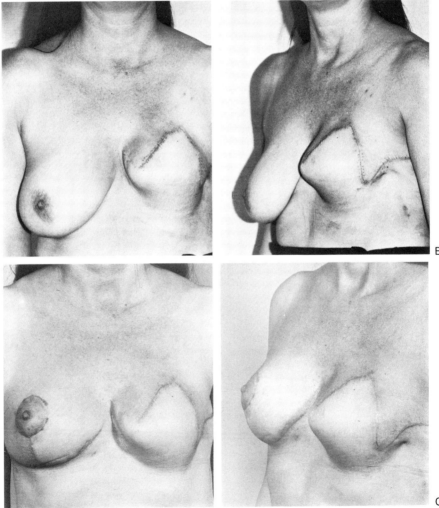

Abb. 6.8
A Abgeheilte radikale Mastektomie
B Rekonstruktion mit einem Verschiebelappen und einer Prothese bei deutlicher Asymmetrie
C Ausreichende Symmetrie nach Reduktionsplastik der hypertrophen und ptotischen Gegenseite

Die Schaffung einer neuen Mamille kann für manche Patientinnen wichtig sein, wenn auch die meisten mit einer ausreichend wiederhergestellten Kontur zufrieden sind. Das kann, falls erforderlich, mit Hilfe eines Spalthautlappens aus der gesunden Seite nach *Millard*[14], Teilung der Mamille nach *Cronin*[5] oder Verwendung eines freien Transplantates aus den Labia minora geschehen, was bei uns häufig gemacht wird.

Vertikaler Schnitt

Ein vertikaler Schnitt wird allgemein bei der Standard-Mastektomie verwendet, was bei der Rekonstruktion wesentlich mehr Schwierigkeiten macht, und zwar aus drei Gründen (Abb. 6.9).

1. Wegen der Mitnahme des M. pectoralis wirkt die Infraklavikulargrube sehr verändert, was in vielen Kleidern sichtbar wird.
2. Die Hautlappen sind dünner und unter größerer Spannung verschlossen als bei einer modifizierten radikalen Mastektomie. Deshalb ist auch der Verschluß über einer Prothese weniger sicher und fast ohne Ausnahme nur unter Verschiebung größerer Gewebspartien auf den vorderen Thorax möglich.
3. Man kann nicht, wie bei der horizontalen Inzision, zweizeitig vorgehen, und die Blutversorgung des medial gestielten (und daher retrograd durchbluteten) Lappens hängt ab von der A. epigastrica inferior bzw. der A. iliaca externa und der thorakoepigastrischen Anastomose.

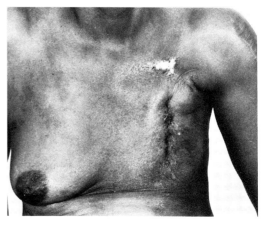

Abb. 6.9 Typische Narbe nach radikaler Mastektomie. Bemerkenswert ist die dünne Haut und die Depigmentierung nach der Bestrahlung

Man kann jedoch einen medial gestielten Lappen interponieren, um das Gewebe so zu schonen, daß ein Implantat sicher bedeckt ist. Auch beim Anzeichnen und Verschieben der Lappen sollte man noch sorgfältiger vorgehen als bei der zuvor beschriebenen Methode, weil der Lappen wegen des ausgedehnteren Hautdefektes größer und seine Gefäßversorgung weniger belastbar ist.

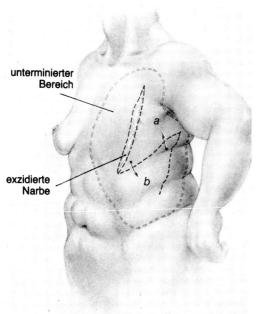

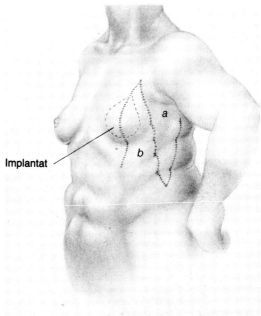

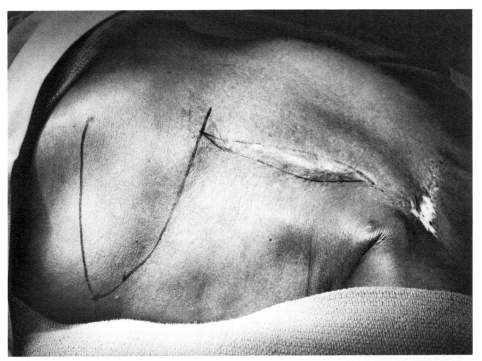

II.3

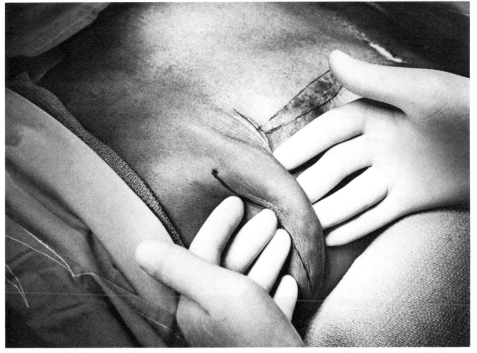

II.4

Wie zuvor wird ein asymmetrisches Z vorgezeichnet (II.1, II.2). Die vertikale Narbe wird exzidiert (II.3) und medial und lateral so weit unterminiert, daß das angrenzende Gewebe verschieblicher wird. Das stellt dann den oberen Schenkel des Z dar. Danach wird ein medial gestielter großer Lappen geschaffen (II.4) mit einem oberen horizontalen Rand und einem unteren Rand,

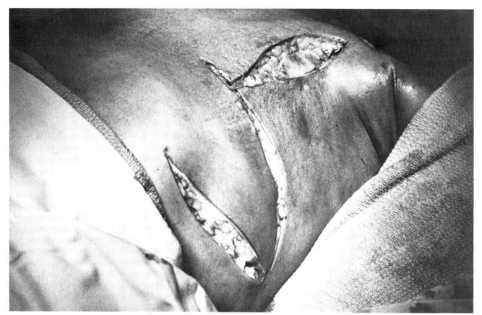

II.5

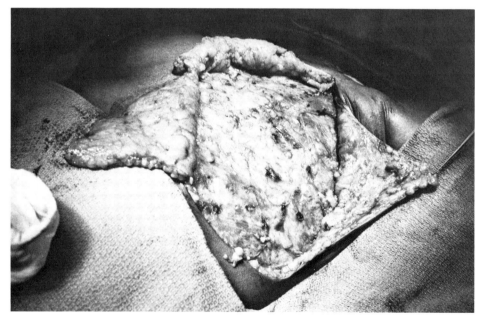

II.6

der von der Lappenspitze schräg in Richtung auf den Nabel geschnitten wird (II.5).

Die Länge des Lappens richtet sich nach der Entfernung bis zur Clavicula oder Axilla, die Breite nach dem Ausmaß des Hautdefektes, der wegen des Implantates locker genug zu verschließen sein muß. Wenn überhaupt, dann sollte dieser Lappen nur ganz selten einmal nach dem Augenmaß geschnitten werden; die Planung mit einer nach dem Defekt zugeschnittenen Schablone und Drehung in die für den Lappen vorgesehene Lage ist eigentlich Vorbedingung.

Schon wegen seiner Größe und seiner Lage verlangt dieser Lappen ein zweizeitiges Vorgehen. Das sollte der Patientin vor der Operation gesagt werden. Außerdem muß die Präparation weit genug reichen, um die Lappen gut mobilisieren und die Haut gut verschließen zu können: lateral

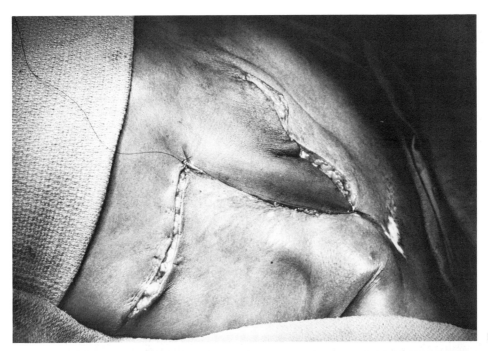

II.7

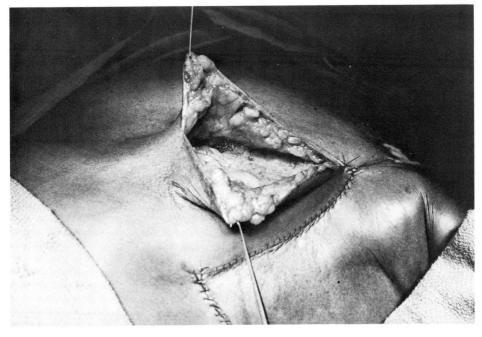

II.8

bis zur hinteren Axillarlinie, nach unten bis zum Beckenkamm und bis zum Ligamentum inguinale und nach medial bis über die Mittellinie hinweg. Andernfalls gerät die Naht unter zu große Spannung. Wenn der Lappen dann verschoben werden soll, kann es manchmal ganz hilfreich sein, wenn man die Spitze des Lappens unterschiedlich weit deepithelisiert und unter die infraklavikuläre Haut näht. Das verstärkt nicht nur den Wundverschluß, sondern füllt gleichzeitig das infraklavikuläre Loch ein wenig aus.

Wenn der Lappen dann gut liegt (II.6, II.7), erhebt sich die Frage, ob man das Implantat in gleicher Sitzung einbringen kann oder nicht (II.8,

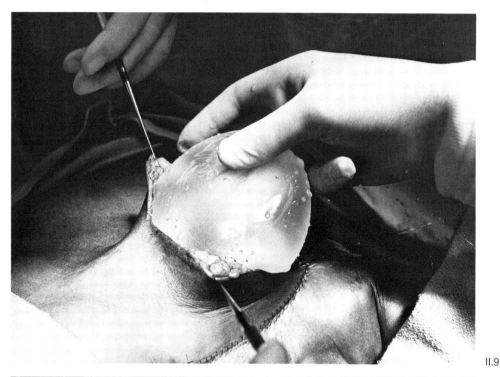

II.9

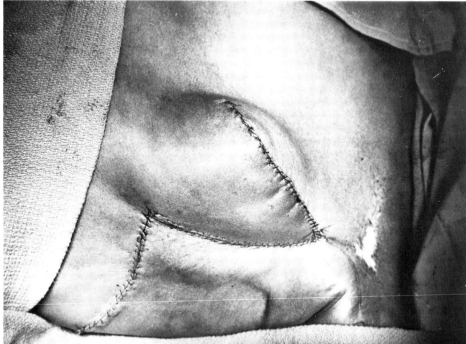

II.10

II.9, II.10). Das erfordert wieder die bekannten Überlegungen – Lappendurchblutung und Spannung auf der Naht – und ein hohes Maß an chirurgischem Urteilsvermögen. In ähnlicher Weise muß man auch das weitere Vorgehen mit der zweiten Brust und die Schaffung einer Mamille überdenken.

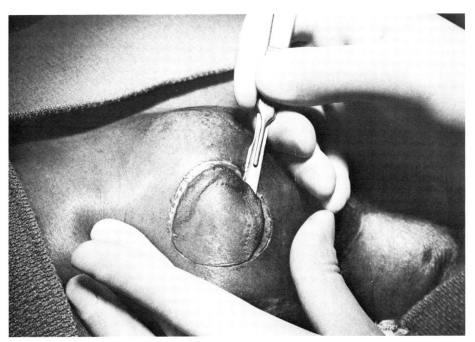

III.1

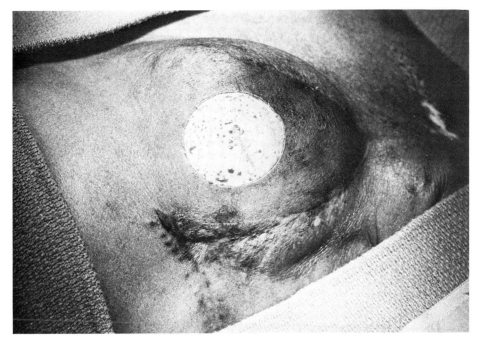

III.2

Rekonstruktion der Mamille

Wie schon erwähnt, verwenden wir bevorzugt ein freies Vollhauttransplantat aus der kleinen Labie zur Rekonstruktion der Mamille. Farbe und Gewebsstruktur sind ähnlich und der Spenderbereich ganz verborgen. Ein Spalthauttransplantat von 5-cm-Durchmesser wird analog der gesunden Seite auf der Spitze der neuen Brust entfernt (III.1), wobei die Subcutis als Lager für das Labientransplantat zurückbleibt (III.2).

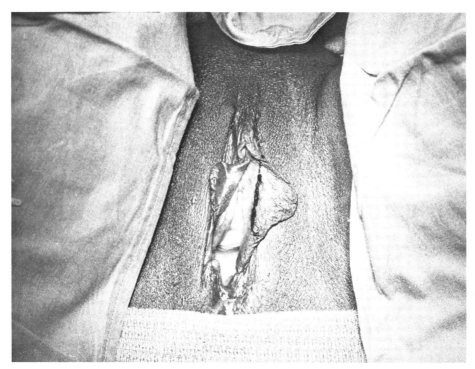

III.3

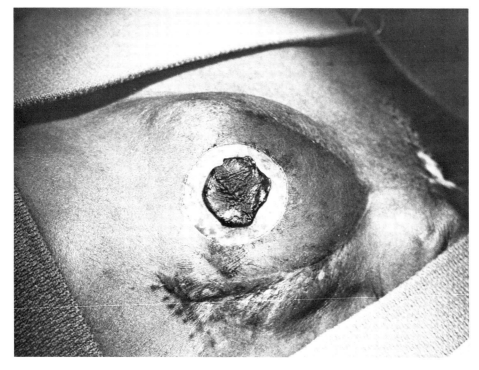

III.4

Das Transplantat wird kreisförmig aus der kleinen Labie exzidiert (III.3), etwas entfettet und an die vorbereitete Empfängerpartie gebracht (III.4). Es wird dann eingenäht; die Fäden werden über einem Tupfer verknotet (III.5, III.6).

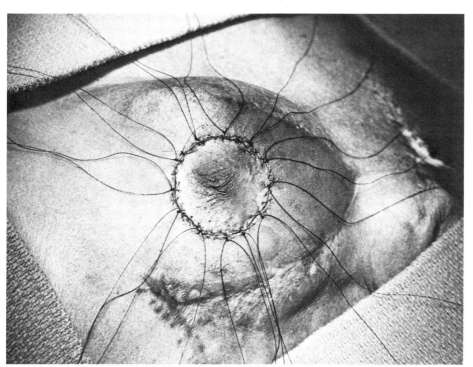

III.5

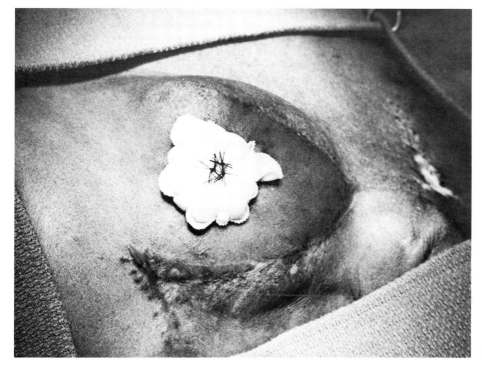

III.6

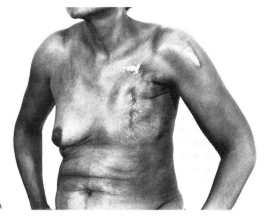
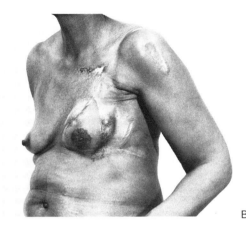

Abb. 6.10
A Abgeheilte radikale Mastektomie mit vertikaler Narbe (dieselbe Patientin wie in Abb. 6.9)
B Nach Rekonstruktion mit einem Verschiebelappen und gleichzeitiger Aufbauplastik. Die Versorgung mit einem Labientransplantat erfolgte vier Monate später

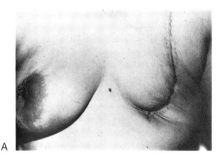

Abb. 6.11
A Abgeheilte radikale Mastektomie mit äußerst straffer und eingezogener Haut
B Rekonstruktion mit Verschiebelappen und Implantat. Die Ausdehnung des Lappens ist gut zu erkennen

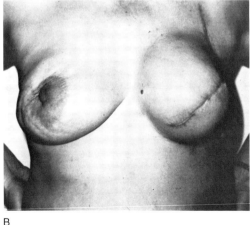
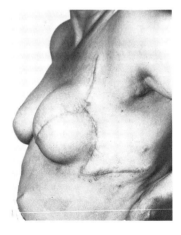

Die Abbildungen 6.10A und B zeigen den prä- und postoperativen Befund der Patientin, deren Eingriff hier demonstriert wurde. Ein weiterer Fall ist in den Abbildungen 6.11A und B dargestellt.

Radikale Mastektomie mit freiem Transplantat

Obwohl erweiterte radikale Mastektomien mit ausgedehnten Hautresektionen und nachfolgender plastischer Deckung seltener durchgeführt werden, muß man doch noch immer damit rech-

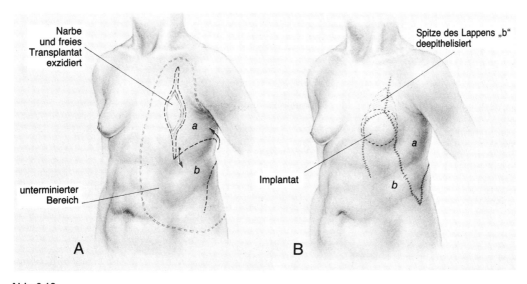

Abb. 6.12
A Abgeheilte Mastektomie unter Verwendung eines freien Transplantates
B Rekonstruktion mit einem großen Verschiebelappen. Die Haut muß weit unterminiert und der Eingriff meist in zwei Sitzungen durchgeführt werden

nen, wenn eine Patientin die Rekonstruktion verlangt. Dann muß man aber genau die Hintergründe kennen, die zur Erstoperation geführt haben. Wenn schon damals die Haut fixiert oder in den Tumor mit einbezogen war, ist die Patientin wegen der Rezidivgefahr **keine** Kandidatin für eine Rekonstruktion. Hat man aber den Lappen nur zur besseren Deckung verwendet, dann sollte man die Rekonstruktion in Erwägung ziehen, wenn die Patientin unsere zuvor genannten Kriterien erfüllt.

Hierbei ist die Rekonstruktion am schwierigsten: es liegt schon eine ausgedehnte Resektion vor und demzufolge ein größerer Hautdefekt, der gedeckt sein will.

Die Resektion wird geplant wie bei einem senkrechten Schnitt, wobei ein **ganz breiter,** medial gestielter Verschiebelappen verwendet werden muß (Abb. 6.12A, B). Das Spalthauttransplantat wird ellipsenförmig umschnitten, der dadurch entstandene Defekt bildet den oberen Schenkel des Z. Bei der Ausführung gibt es jedoch einen ganz wesentlichen Unterschied. Der Lappen für die Rekonstruktion muß **immer** angezeichnet, umschnitten, unterminiert (noch ausgedehnter als beim vertikalen Schnitt) und verschoben werden, bevor das freie Transplantat entfernt wird. Wenn nämlich der Lappen, was gar nicht so ganz selten vorkommt, schlecht durchblutet ist und das weitere Vorgehen aufgeschoben werden

muß, bis sich der Lappen erholt hat, kann der Verschiebelappen in seine ursprüngliche Lage zurückwandern. Falls der alte Lappen schon entfernt worden ist, kann der Chirurg in Versuchung kommen, den Lappen doch zu verschieben, nur um den Wundverschluß zu erreichen und den Defekt nicht erneut mit einem Spalthautlappen decken zu müssen.

Ganz offensichtlich ist die Rekonstruktion bei einer Patientin mit einem freien Transplantat nach radikaler Mastektomie technisch sehr aufwendig; deswegen sollte dieser Eingriff nicht von Chirurgen vorgenommen werden, denen die Erfahrung auch bei den einfacheren Eingriffen noch fehlt (Abb. 6.13A, B).

Der myokutane Latissimus-dorsi-Lappen

Wie schon früher angedeutet, wird der M. latissimus dorsi, häufig zusammen mit der darüberliegenden Haut, zur Rekonstruktion von Brust und Brustwand bei Fällen mit großen Haut- und Weichteildefekten verwendet.

Zuerst von *D'Este* 1912[6] angegeben, wurde das Verfahren von *Olivari*[17] und *Mühlbauer*[16] eingeführt und seit einigen Jahren zunehmend in Europa angewendet. Vor kurzem haben *McGraw*[13],

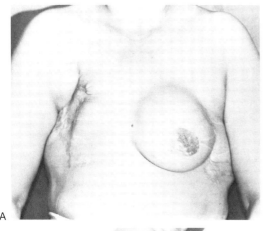

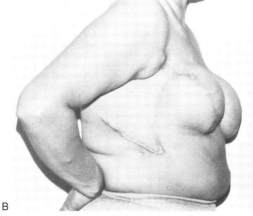

Abb. 6.13
A Schwierige Verhältnisse bei bilateraler radikaler Mastektomie. Zustand nach Versuch einer Rekonstruktion links mit mäßigem Ergebnis. Auf die Rekonstruktion der rechten Seite wurde wegen des straffen freien Transplantates verzichtet, das man zur primären Deckung verwendet hatte
B Nach Exzision des Hauttransplantates und Interposition eines für die Augmentation genügend großen Lappens

manchmal auch von der unteren Spitze der Scapula. Der Muskel setzt am Boden des Sulcus bicipitalis des Humerus an und beteiligt sich dadurch an der Bildung der hinteren Axillarfalte. Die arterielle Versorgung kommt aus der Arteria thoracodorsalis, dem Endast der Arteria subscapularis. Die A. thoracodorsalis wird begleitet von den Venae comitantes und dem N. thoracodorsalis. Das Gefäß-Nerven-Bündel durchdringt die tiefe Muskelfaszie ungefähr 10 cm von seinem Ansatz am Humerus entfernt.

Perforierende Hautmuskeläste ziehen durch den Muskel zur Versorgung der darüberliegenden Haut, die inselförmig umschnitten werden kann, wobei die Basis des Lappens quer, schräg oder in Längsrichtung zu den Muskelfasern gelegen sein kann. Eine zusätzliche Blutversorgung kommt aus den Aa. intercostales und lumbales an die Muskulatur in Höhe ihres Ursprungs.

Der Muskel kann um sein Gefäß-Nerven-Bündel in der hinteren Axillarfalte gedreht werden und so Defekte in der unteren Lumbalregion, an der lateralen Thoraxwand und am Oberarm erreichen.

Indikationen zur Anwendung eines Latissimus-Lappens

Der M. latissimus dorsi kann den M. pectoralis maior voll ersetzen, weswegen er für die Rekonstruktion nach radikaler Mastektomie besonders gut geeignet ist. Er bietet einem Implantat sicheren Schutz, was sich in der geringen Anzahl von Implantatdurchwanderungen widerspiegelt im Gegensatz zu den anderen Operationsverfahren.[13]

Die Rekonstruktion kann auch in der bestrahlten Haut sicher ausgeführt werden, weil der Muskel seine eigene Blutversorgung mitbringt. Es ist dies deshalb die Methode der Wahl bei Radionekrose der Brustwand.

Bostick[3] und *Mathes* und *Nahai* in einem Atlas über myokutane Lappen[12] dieses Verfahren in allen Einzelheiten sehr ausführlich beschrieben.

Anatomie

Der M. latissimus dorsi ist ein großer dreieckig geformter Muskel, der an den Processus spinosi der unteren sieben Brust- und aller Lendenwirbel, am Os sacrum und an der Crista iliaca posterior entspringt. Einige Muskelfasern kommen von den unteren drei oder vier Rippen und

Operative Technik

Die Ausdehnung des M. latissimus dorsi, die Scapula und die vermutliche Größe und Lage des Hautlappens werden am sitzenden Patienten präoperativ genau angezeichnet (IV.1). Man kann aus Stoff ein Schnittmuster in gleicher Größe bilden und hierauf den vorgesehenen Haut-Muskel-Lappen anzeichnen. Die hintere Axillarfalte wird als Rotationspunkt benutzt. Die Scha-

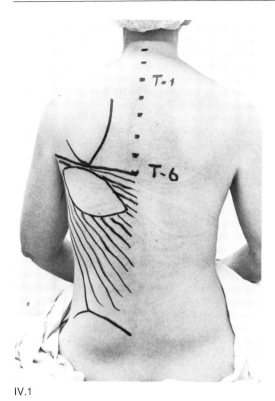

IV.1

blone sollte unter der Axilla hindurch nach vorne auf die Brust verschoben werden, bis der Muskel als Ersatz für den M. pectoralis maior ohne Spannung auf der Brustwand liegt. Der Hautlappen sollte dann in Form, Größe und Richtung dem Defekt entsprechen, der durch die Exzision der Mastektomie-Narbe entstanden ist. Die Wunde im Spenderbereich wird zuerst verschlossen; sie wird später durch den Büstenhalter verdeckt (IV.2).

Bei Beginn der Operation lagert man die Patientin auf die gesunde Seite (IV.3).

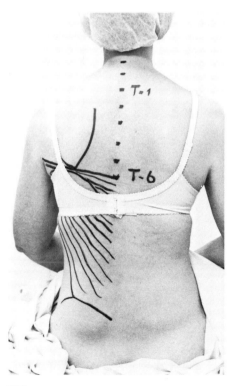

IV.2

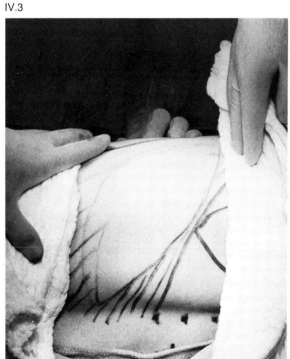

IV.3

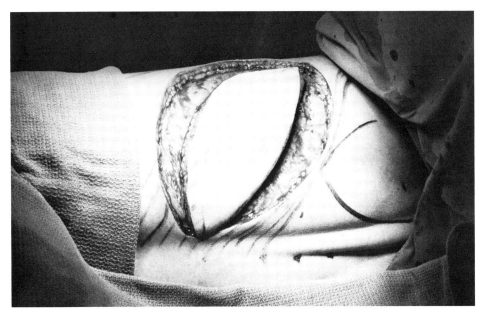

IV.4

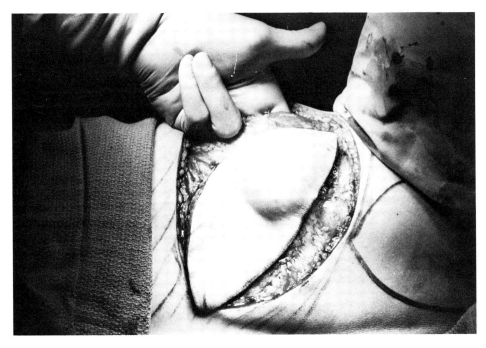

IV.5

Wenn zwei Operationsteams zur Verfügung stehen, kann viel Zeit gespart werden. Das erste Team kann den Haut-Muskel-Lappen freilegen, während das zweite Team die vordere Brustwand präpariert. Die Hautinsel wird mit dem Messer bis auf die Faszie des M. latissimus dorsi umschnitten (IV.4).

Der vordere freie Rand des M. latissimus dorsi wird dargestellt und von hier aus einfach in die Tiefe präpariert (IV.5). Der obere freie Rand des Muskels wird ebenso dargestellt und vom unteren Winkel der Scapula abgelöst. Dann wird der Muskel auch unten durchtrennt (IV.6).

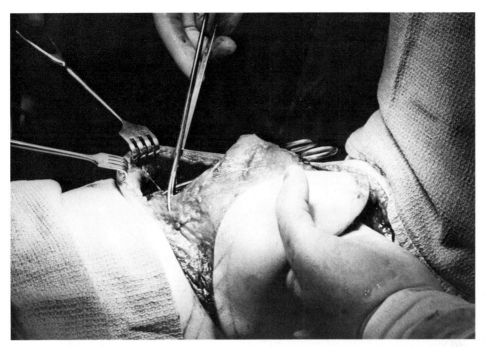

IV.6

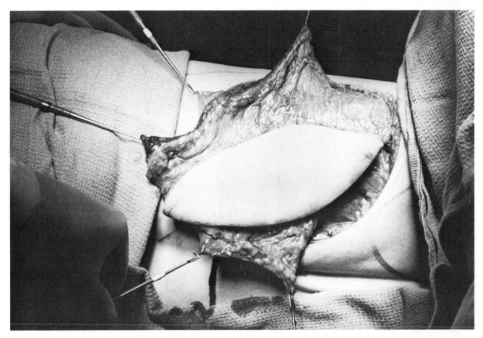

IV.7

Abschließend werden die aponeurotischen Ansätze medial und die Muskelfasern an den unteren drei oder vier Rippen durchschnitten. Die medialen perforierenden Interkostal- und Lumbalgefäße werden unterbunden und durchtrennt.

Der Haut-Muskel-Lappen ist nun so weit isoliert, daß man ihn um sein Gefäß-Nerven-Bündel in der hinteren Axillarfalte rotieren kann (IV.7). Dabei muß man dieses tiefliegende Gefäß-Nerven-Bündel nicht unbedingt zu Gesicht bekommen.

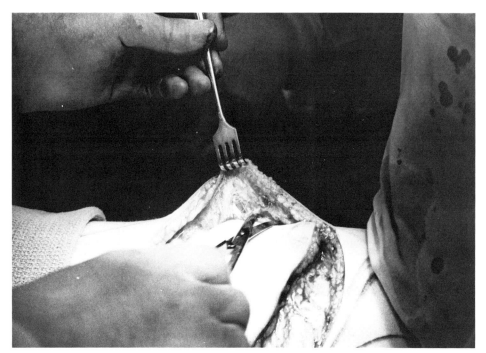

IV.8

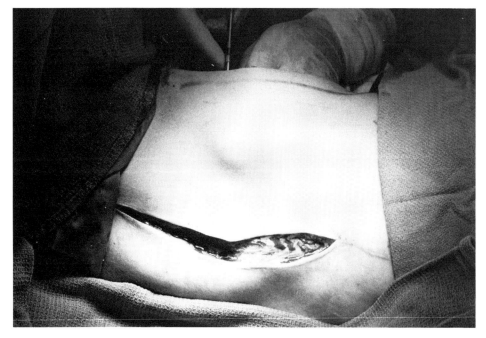

IV.9

Die Haut an der lateralen Brustwand wird weit unterminiert, um den Latissimuslappen ohne Schwierigkeiten unter der Haut nach vorn auf die Brustwand verlagern zu können (IV.8). Dabei verläuft die Präparation in Richtung auf die wieder zu öffnende Mastektomienarbe (IV.9). Nun kann der Lappen an die vordere Brustwand verlagert werden (IV.10).

Der myokutane Latissimus-dorsi-Lappen 171

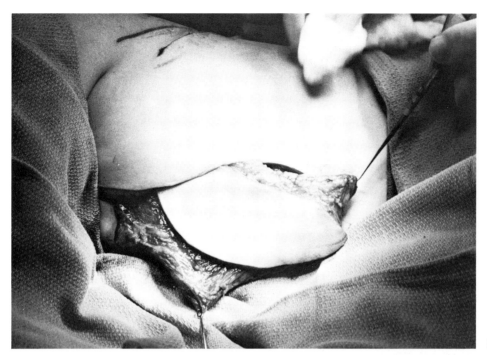

IV.10

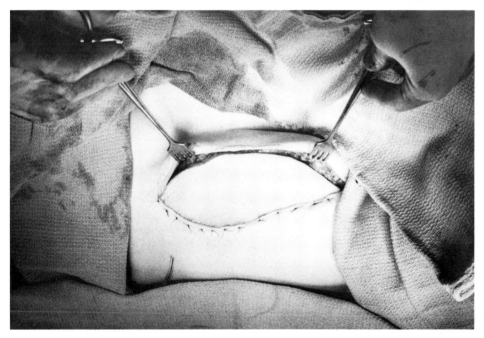

IV.11

Inzwischen hat das zweite Team an der vorderen Brustwand die Mastektomienarbe eröffnet und die Haut weit unterminiert: von der angenommenen Inframammärfalte bis zur Clavicula und vom Sternum medial bis zum lateralen untertunnelten Wundgebiet. Der laterale Rand der Hautinsel wird mit dem lateralen Rand der Mastektomiewunde vernäht und anschließend eine Drainage eingelegt (IV.11).

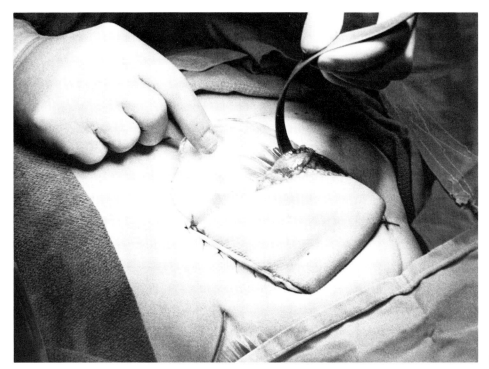

IV.12

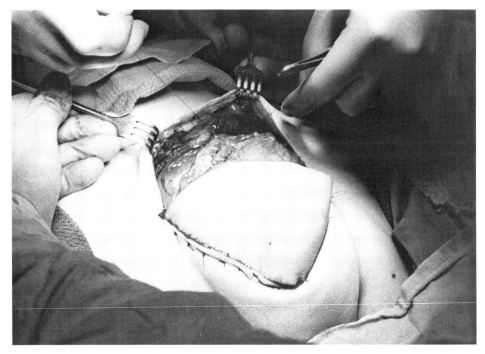

IV.13

Nun wird eine entsprechend große Prothese unter den medialen Rand des Lappens geschoben (IV.12) und der mediale Rand des Latissimus an die Sternalfaszie geheftet (IV.13). Dann wird die Tasche um das Implantat sorgfältig verschlossen, damit es seine richtige Lage behält (IV.14). Wenn man dies unterläßt, kann das Implantat in die Axilla wandern.

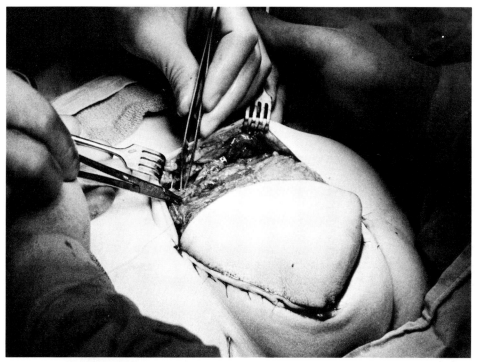

IV.14

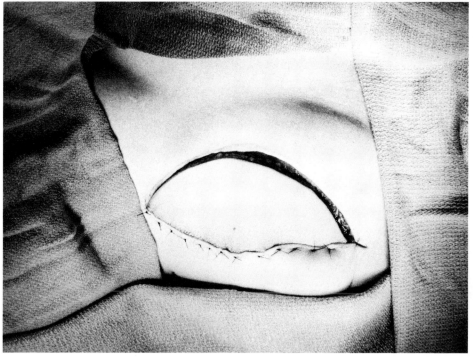

IV.15

Schichtweise Adaptation des medialen Lappenrandes mit dem medialen Anteil der Mastektomie-Wunde (IV.15, IV.16) und linearer Verschluß des Spenderdefektes (IV.17, IV.18).

174   6. Rekonstruktion nach radikaler Mastektomie

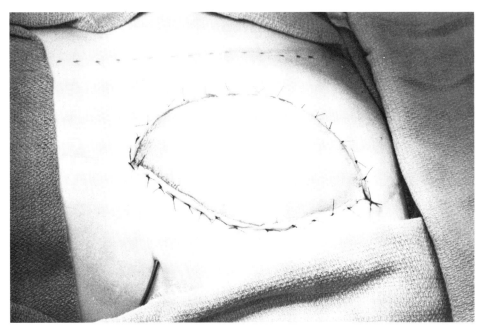

IV.16

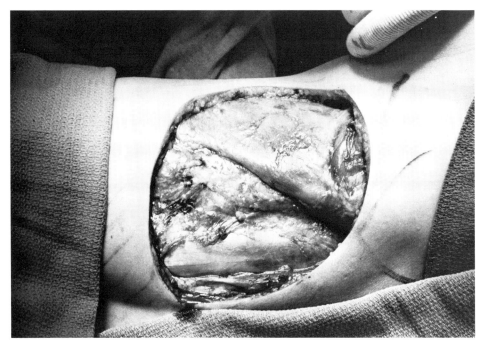

IV.17

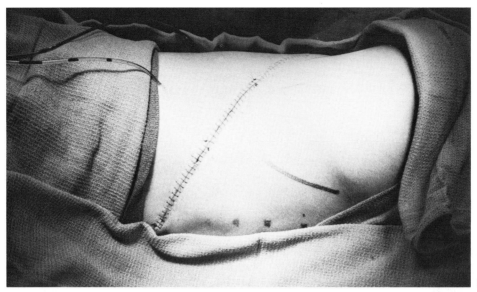

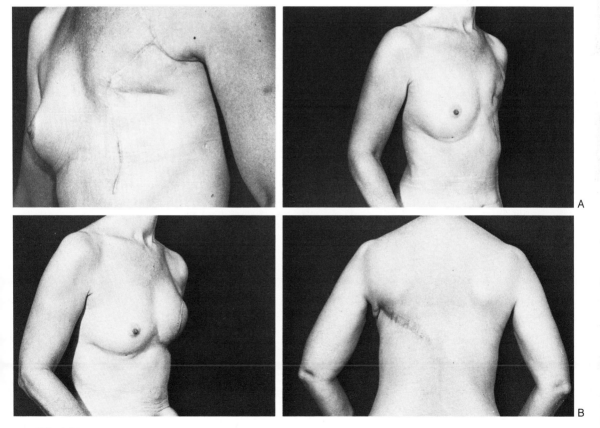

Abb. 6.14
A Präoperativer Befund der Patientin, deren Operation hier demonstriert wird, mit straffer Narbe der Haut und Fehlen jeglicher Brustkontur
B Ansicht der rekonstruierten Brust, der normalen Seite in Form und Größe angepaßt, mit gut verheilten und ziemlich unauffälligen Narben im Spenderbereich

Die prä- und postoperativen Befunde der Patientin werden in Abbildung 6.14A und B dargestellt.

Das letzte Wort ist auf diesem Gebiet mit so raschen Fortschritten mit Sicherheit noch nicht gesprochen worden. Man wird neue und bessere Verfahren zur Rekonstruktion entwickeln und möglicherweise durch intensiveres Wissen um die Tumorimmunologie „das Übel an der Wurzel" packen können. Wir hoffen, daß dieses Kapitel schon bei seiner Veröffentlichung überholt sein möge, sind aber sehr froh darüber, inzwischen ein wenig dazu beigetragen zu haben, daß den Patientinnen die psychische Belastung durch den Verlust ihrer Brust zumindest teilweise genommen werden konnte.

Bezugsliteratur zu Kapitel 6

1. *Adams, W. M.*: Free composite grafts of the nipples in mammaryplasty. South Surg. J., 13:715, 1947
2. *Bohmert, H.*: Personal method for reconstruction of the female breast following radical mastectomy. Trans. Int. Congr. Plast. Surg., Paris, Masson, 1976
3. *Bostwick, J. III., Nahai, F., Wallace, J. F., Vasconez, L. O.*: Sixty latissimus dorsi flaps. Plast. Reconstr. Surg. 63:31, 1979
4. *Cocke, W.*: Breast Reconstruction Following Mastectomy for Carcinoma. Boston, Little, Brown, 1977
5. *Cronin, T. D., Upon, J., McDonough, J. M.*: Reconstruction of the breast after mastectomy. Plast. Reconstr. Surg. 59:1, 1977
6. *D'Este, S.*: La technique de L'amputation de la mamelle pour carcinome mammaire. Rev. Chir. (Paris) 45:164, 1912
7. *Freeman, B. S.*: Experiences in reconstruction of the breast after mastectomy. Clin. Plast. Surg. 3:277, 1976
8. *Guthrie, R. H.*: Breast reconstruction after radical mastectomy. Plast. Reconstr. Surg. 57:14, 1976
9. *Hoehler, H.*: Reconstruction of the female breast after radical mastectomy. In Converse, J. M. (ed.): Reconstructive Plastic Surgery. Philadelphia, Saunders, 1977
10. *Hueston, J., McKenzie, G.*: Breast reconstruction after radical mastectomy. Aust. NZ Surg. 9:161, 1976
11. *Hutchins, E. H.*: A method for the prevention of elephantiasis. Surg. Gynecol. Obstet. 69:795, 1939
12. *Mathes, S. J., Nahai, F.*: In Clinical Atlas of Muscle and Musculocutanous Flaps. St. Louis, C. V. Mosby, 1979, 363 pp.
13. *McCraw, J. B., Penix, J. O., Baker, J. W.*: Repair of major defects of the chest wall and spine with latissimus dorsi myocutaneous flap. Plast. Reconstr. Surg. 62:197, 1978
14. *Millard, D. R.*: Breast reconstruction after radical mastectomy. Plast. Reconstr. Surg. 58:283, 1976
15. *Mendelson, B. C., Masson, J. K.*: Treatment of chronic radiation injury over the shoulder with a latissimus dorsi myocutaneous flap. Plast. Reconstr. Surg. 60:681, 1977
16. *Mühlbauer, W., Olbrich, R.*: The latissimus dorsi myocutaneous flap for breast reconstruction. Chir. Plastica 4:27, 1977
17. *Olivari, N.*: The latissimus flap. Br. J. Plast. Surg. 29:126, 1976
18. *Patey, D. H., Dyson, W. H.*: The prognosis of carcinoma of the breast in relation to the type of operation performed. Br. J. Cancer 2:7, 1948
19. *Perras, C.*: The creation of a twin breast following radical mastectomy. Clin. Plast. Surg. 3:265, 1976
20. *Snydermann, R. K., Guthrie, R. H.*: Reconstruction of the female breast following radical mastectomy. Plast. Reconstr. Surg. 57:14, 1976
21. *Urban, J. A.*: Bilateral breast cancer. In Breast Cancer, Early and Late. Chicago, Yearbook Medical, 1970

7. Psychiatrische und juristische Aspekte bei Eingriffen an der Mamma

7.1 Psychosoziale Probleme bei Augmentation und Mastektomie

RICHARD L. VANDENBERGH

Aufbauplastik

Die Gesellschaft neigt dazu, Maßstäbe zu setzen, nicht nur für das Verhalten, sondern auch für die äußere Erscheinung. Während sich davon einige wie z. B. die der Haarlänge von Generation zu Generation oder auch von Monat zu Monat nach der jeweiligen Mode ändern können, sind andere weitgehend konstant. Zum Beispiel hat sich das Idealbild der schlanken und jugendlichen Frau in unserer westlichen Kultur seit Generationen gehalten. Seit der Zeit der „Flapper" in den zwanziger Jahren ist eine volle Brust das Ideal. Jedes Pin-up-Girl und jede junge Frau, die im Fernsehen oder auf Plakaten ein Produkt anpreist, weist dieses Attribut auf.

Seitdem darüberhinaus das Selbstbewußtsein vieler Frauen von einem passablen Äußeren abhängt, ist der Brustumfang ungeheuer wichtig geworden. Tatsächlich verlieren viele körperlich normal entwickelte Frauen ihr ganzes Selbstbewußtsein, wenn sie meinen, nicht den richtigen Brustumfang zu haben. Neben den schon erwähnten sozialen Gesichtspunkten war die Brust seit Menschengedenken das Symbol für Weiblichkeit, Fruchtbarkeit und weiblichen Sex. Der Anblick einer weiblichen Brust ist für viele Männer sexuell wesentlich erregender als der Anblick des weiblichen Genitale. Brüste sind Sexobjekte – real und symbolisch. Die Bedeutung der Brust als Symbol der Mutterschaft wird unterstrichen durch die häufigen Depressionen bei Frauen, die glauben, beim Stillen versagt zu haben.

Plastische Chirurgen müssen sich all dies im Umgang mit ihren Patientinnen vor Augen halten. Denn viele Chirurgen sind nicht gerade begeistert von dem Wunsch nach einer Aufbauplastik, obwohl sie schon lange Verbrennungsnarben, Narben nach Akne oder nach Unfällen oder abstehende Ohren korrigieren. Sie scheinen zu vergessen, daß die Vorstellung vieler moderner Frauen, sexuell attraktiv, weiblich und so zu sein, wie alle anderen, ganz wesentlich von der richtigen Größe ihrer Brust abhängt. Sie scheinen sich nicht vorstellen zu können, daß ihnen Unwichtiges anderen sehr viel bedeuten kann. Solange ein Chirurg sicher und gut operiert, sollte er sich nicht scheuen, Frauen mit solchen Problemen zu helfen.

Zur Entscheidung des Chirurgen

Nichtsdestoweniger gibt es einige spezielle Gesichtspunkte, die den Chirurgen von der Operation abhalten sollten, und einige andere, bei denen eine Operation kontraindiziert ist.

Frühere Arbeiten zeigen deutlich, daß eine Aufbauplastik sowohl gelingen als auch mißlingen kann. Der plastische Chirurg sollte sich dabei klar machen, daß die Patientin glaubt, durch die gewünschte operative Veränderung in ihrer gesellschaftlichen Schicht besser akzeptiert zu werden – d. h. auch, nicht anders sein zu wollen als die anderen – aber nicht, um eine moderne Venus oder *Marilyn Monroe* zu werden[8]. Die Durchschnittsfrau mit dem Wunsch nach einer Aufbauplastik ist eine weiße verheiratete Hausfrau mittleren Einkommens und Standes mit einem oder mehreren Kindern ungefähr im Alter von 22 bis 42 Jahren (im Mittel 30–31 Jahre) ohne besondere religiöse Bindungen und mit chronisch mangelndem Selbstbewußtsein, was ihre Brust und ihre ganze Erscheinung anbelangt[2]. Untersuchungen über die Persönlichkeit der Patientinnen haben ganz unterschiedliche Menschen mit ganz bestimmten Gemeinsamkeiten aufgedeckt. Fast jede Patientin hatte erhebliche Probleme mit ihrer Mutter-Kind-Beziehung gehabt[4]. Der Mangel an Selbstbewußtsein, manchmal schon in der Pubertät vorhanden, kann nach einer Geburt selbst dann wieder erneut auftreten, wenn er schon mit Hilfe eines Psychiaters überwunden zu sein schien. Hysterische Züge und ein ungewöhnlich starkes Interesse am eigenen Äußeren sind nicht selten; manche empfinden ihre kleine Brust als Strafe für ihre auf den eigenen Vater gerichteten sexuellen Wunschvorstellungen. Oft liegt diesem chronisch schwachen Selbstwertgefühl eine ebenso chronische Depression zugrunde.

In vielen Fällen war der Ehemann der Patientin informiert und hielt die Operation nicht für erforderlich. Meistens versichert der Ehemann seiner Frau wiederholt, daß er ihre Brüste für angemessen und attraktiv hält. Sie jedoch glaubt ihm häufig nicht und kümmert sich nicht um seine Meinung. Die meisten Patientinnen wollen um jeden Preis operiert werden und bedrängen den Chirurgen regelrecht.

Frühere Untersuchungen an ähnlichen Patientinnen haben vorhersehbare, aber auch weniger kalkulierbare Ergebnisse offengelegt. Mit Sicherheit sind Patientinnen mit schweren Fibrosen, chronischen Infektionen, Seromen oder anderen chirurgischen Komplikationen immer enttäuscht. Man hört dann von ihnen: „ich hätte nicht so dumm sein sollen" oder „ich hätte wissen müssen, daß mir das passieren würde". Solche Selbstvorwürfe passen zu dem schon bekannten mangelnden Selbstvertrauen der Patientin. Häufig ziehen sich diese Patientinnen wegen ihrer Entstellung aus der Umwelt zurück. Ebenso sicher reagieren Patientinnen nach einer erfolgreich verlaufenen Operation durchaus positiv: das Selbstbild wird aufgewertet, der Umgang mit der Umwelt wird ungezwungener, die sexuellen Beziehungen werden besser und angenehmer. Sie sind nicht mehr auf ihre Brüste fixiert und suchen sich auch kein Ersatzobjekt. Viele Frauen erleben und schildern sogar noch mehr angenehme psychische und soziale Auswirkungen. Sie berichten, daß sie aufgrund ihres gestiegenen Selbstvertrauens in ihrem Leben zum ersten Mal richtig glücklich sind. Sie genießen ihre Mutterrolle und empfinden ihre Kinder nicht länger als Belastung. Nach erfolgreichen Operationen sind negative psychische Auswirkungen wesentlich seltener als ursprünglich befürchtet. Nachuntersuchungen nach vier, zehn und zwölf Jahren haben gezeigt, daß weitaus die meisten Patientinnen mit dem Ergebnis zufrieden sind[3].

Die Probleme des Chirurgen liegen in den nicht kalkulierbaren Reaktionen. Manche Patientinnen sind begeistert und äußerst zufrieden mit einem Ergebnis, das der Chirurg allenfalls als mäßig bezeichnen würde. Viel unangenehmer sind jene Patientinnen, die sich trotz eines guten kosmetischen Erfolges bitter über ihre anatomisch nahezu ideale Rekonstruktion beklagen. Während in den anderen Kapiteln darüber berichtet wird, wie man technisch am erfolgreichsten vorgeht, beschränkt sich dieses darauf, herauszufinden, wie man die Anzahl solcher Patientinnen auf ein Minimum reduzieren kann, die nach der Operation trotz bester Ergebnisse bitter, enttäuscht und deprimiert sind.

Das ist wirklich ein großes Problem. Der Chirurg muß diese Patientinnen von vornherein erkennen können, denen mit dem Eingriff nicht zu helfen ist, die aus ihrer ständigen Unzufriedenheit weitere Korrekturen verlangen, die Nervenzusammenbrüche erleiden oder den Chirurgen trotz der guten Arbeit vor Gericht bringen werden. Gleichzeitig darf der Chirurg aber angesichts dieser Schwierigkeiten nicht zu vorsichtig werden und deswegen Patientinnen mit leichten Neurosen und Depressionen eine Operation verweigern, die ihnen in ganz verschiedenen Lebensbereichen hätte helfen können.

Anhaltspunkte für die richtige Indikation

Positive Anzeigenstellung

Alle Frauen mit dem Wunsch nach einer Aufbauplastik stellen sich mit psychischen, emotionalen und sozialen Beschwerdebildern vor. Der Chirurg muß nun die „richtigen" Beschwerden, objektiv begründet und daher auch operativ korrigierbar, von denen abgrenzen, die auf Selbsttäuschung und unrealistischen Erwartungen beruhen. Es gibt mehrere Patientinnen-Gruppen mit solchen „legitimen" Beschwerden.

Die erste Gruppe umfaßt die klein- und flachbrüstigen Frauen. Häufig sind es Hausfrauen mit mehreren Kindern, die schon seit Jahren mit ihrer Brust unzufrieden waren und nach den Geburten viel von dem ohnehin geringen Brustumfang eingebüßt haben. Oft kommt zu der Hypoplasie noch eine gewisse Ptose hinzu. Obwohl ihre Ehemänner jede bewußte Unzufriedenheit leugnen, machen sie trotzdem negative Bemerkungen oder Andeutungen und vergleichen die Brust ihrer Frau mit der anderer Frauen aus ihrem Freundes- und Bekanntenkreis oder aus Film und Fernsehen. Der wirklich kleine Busen ist diesen Frauen zuwider; sie halten sich für unattraktiv und lehnen jeden Sex ab, besonders wenn ihre Brust mit einbezogen wird. Andere Frauen in dieser Gruppe sind beruflich ständig den Andeutungen von Männern ausgesetzt, z. B. Kellnerinnen und Bardamen. Wieder andere sind geschieden oder leben getrennt und glauben, nach einer Aufbauplastik mehr Chancen bei einem potentiellen neuen Partner zu haben. Einer der wesentlichsten Anhaltspunkte für eine günstige Prognose bei Frauen dieser Gruppe ist ihr primärer Wunsch, wieder mit sich selbst zufrieden zu sein und ihr Selbstbild aufzuwerten. Die Meinung der Umwelt und des eigenen Partners interessiert sie weit weniger. Diese Frauen fühlen sich nach ihren eigenen Worten „innerlich leer", „unvollkommen", „nichtssagend" und „sich selbst zuwider" und halten dies für ein Problem ihres Inneren und nicht ihrer äußeren Erscheinung. Die Verwendung externer Hilfsmittel wie gepolsterte Büstenhalter oder Imitate aus Gummi werden abgelehnt. Sie möchten den Ersatz unter ihrer Haut spüren, denn nur so wird er als Teil ihres Körpers integriert. Die externen Hilfen werden vergleichsweise als „Lug und Betrug" angesehen. Sicher entsteht die Motivation vieler Frauen aus dem ständigen Zweifel an ihrer eigenen Weiblichkeit. Für sie zählt ihr persönliches Aussehen, nicht die Wirkung auf die Umwelt. Wenn man sie gezielt danach fragt, würden sich die meisten auch operieren lassen, wenn sie den Rest ihres Lebens allein auf einer einsamen Insel verbringen müßten. In einer zweiten Gruppe mit guter Prognose sind Frauen, die beruflich als Schauspielerinnen oder Tänzerinnen tätig sind. Diese Frauen haben im Vergleich zu ihren Konkurrentinnen wirklich kleine Brüste und sind durch die Anforderungen und Erwartungen ihres Berufes hinreichend motiviert.

Bei einer dritten sehr kleinen Gruppe besteht eine Asymmetrie der Brüste durch eine einseitige Hypo- oder Aplasie. Diese Frauen gehören zu den dankbarsten und glücklichsten Patientinnen, wenn ihre Brust endlich symmetrisch geworden ist.

Kontraindikationen

Der vielbeschäftigte kosmetische Chirurg hat kaum Zeit für eine vollständige psychiatrische Anamnese; ein kurzes orientierendes Gespräch, das folgende Punkte berührt, wird klarstellen, welche Patientinnen ein ausführlicheres Gespräch benötigen. Die folgenden Gesichtspunkte lassen von vornherein auf einen ungünstigen Ausgang schließen.

1. Die Motivation der Patientin scheint im wesentlichen von anderen herzurühren, die auch sonst in ihrem Leben eine wichtige Rolle spielen. Darüberhinaus erwartet sie von der Operation einen sofortigen, einem Wunder ähnlichen positiven Einstellungswechsel dieser Personen.

2. Die Patientin wird unsicher, wenn sie beschreiben soll, wie sie sich die Rekonstruktion vorstellt. Gleichzeitig erscheint aber ihre Brust in Größe, Form und Symmetrie normal. Der Chirurg sei hier jedoch gewarnt, nicht zu strenge, absolute oder sogenannte wissenschaftliche Maßstäbe an Größe, Gewicht und Körperbau der Patientin anzulegen; denn was die Patientin ändern möchte, ist ihre innere Einstellung, ihre Brust sei mangelhaft[1].

3. Die Patientin hat sekundär gerade wegen ihrer kleinen Brust Vorteile gehabt. Sie hat sie z. B. bei den verschiedensten zwischenmenschlichen Beziehungen als Entschuldigung für berufliches Versagen oder für sexuelle Abneigungen oder Inaktivitäten benutzt.

4. Wenn der Zeitpunkt für den Wunsch nach einer Operation mit schweren seelischen Belastungen zusammenfällt, zu denen die Augmentation nicht unbedingt in einem logischen Zusammenhang steht (z. B. Tod eines Kindes), dann sollte die Operation bis zur Bewältigung der Krise verschoben werden.

5. Eine Anamnese mit vorausgegangenen zufriedenstellenden Aufbauplastiken oder anderen kosmetischen Eingriffen sollte den Chirurgen hellhörig machen: möglicherweise handelt es sich um eine früher sogenannte „unersättliche" Patientin in der kosmetischen Chirurgie[6].

6. Auch die Patientin ist verdächtig, die den Chirurgen mit ihrem Drängen auf die Operation von den üblichen und präoperativ notwendigen Untersuchungen abzubringen versucht. Hier sollte eine ausführliche Exploration erfolgen, bevor man sich zu einer Operation entschließt.

7. Bestehende oder abgelaufene psychiatrische Erkrankungen schwererer Art sind ebenfalls eine wichtige Kontraindikation. Dazu gehören auch eine extreme Kanzerophobie, eine schwere Depression, eine Schizophrenie und ein bei diesen Patientinnen häufiges Symptom: somatische Selbsttäuschungen[5].

Patientinnen mit somatischen Selbsttäuschungen verdienen hier besondere Erwähnung, weil gerade sie trotz hervorragender Operationsergebnisse häufig unzufrieden sind. Hinzu kommt die jahrelange Unzufriedenheit mit dem eigenen Erscheinungsbild, und beides wird auf den Chirurgen übertragen, der sich plötzlich und unerwartet einer Anklage gegenüber sieht.

Ebenso wie die „unersättlichen" kosmetisch-chirurgischen Patientinnen muß man diese Patientinnen erkennen, weil hier die psychiatrische Behandlung hilfreich sein kann, während ein operativer Eingriff die eingebildete körperliche Deformation nur thematisiert und verstärkt.

Leider sind diese Patientinnen nicht immer leicht zu erkennen, weil ihre Vorstellungen einer verborgenen psychischen Störung entspringen bei einer sonst völlig normal erscheinenden Persönlichkeit. Sie können einen ganz unwesentlichen kleinen Schönheitsfehler für sehr gravierend oder ihre wohlgeformten Brüste für sehr häßlich halten.

Die folgende Krankengeschichte ist hierfür ein Beispiel:

C. F. war eine 33jährige, unglücklich verheiratete Frau mit einem Kind, welche die Revision einer vorangegangenen vergrößernden Mammaplastik anstrebte, nachdem sie bereits vorher zwei Operationen durchgemacht hatte, die ihrer Ansicht nach keine hinreichende Brustvergrößerung gebracht hatten. Der Chirurg andererseits war der Ansicht, ihre Brüste seien überdurchschnittlich groß, symmetrisch und weich, und daß man ein ausgezeichnetes chirurgisches Ergebnis erreicht habe.

Trotz alledem stellte die Patientin heraus, ihre „kleinen" Brüste hinderten sie, sich „sexy" zu kleiden; auch hätte sie Hemmungen, Gesellschaften zu besuchen, weil sie das Gefühl habe, die Leute lachten über ihre Flachbrüstigkeit. Auch vor ihrem Ehemann wollte sie sich nicht ausziehen und fürchtete sich vor sexuellen Beziehungen, weil er sie unattraktiv finden könne.

Ihre Vorgeschichte zeigte, daß sie eine starke dominante Mutter gehabt hatte, mit der sie häufig Streitigkeiten austrug und die zu einer schlechten weiblichen Identifikation geführt hatte. Ihr Vater war unbedeutend, passiv und gelegentlich ihr gegenüber leicht verführerisch. Länger als andere Mädchen (16) war sie ziemlich burschikos, athletisch und vergleichsweise muskulös; während ihrer Adoleszenz hatte sie drei unbedeutende homosexuelle Erlebnisse. Die Patientin war äußerst unsicher über ihre Weiblichkeit, verschämt und besorgt über ihre latente Homosexualität. Für sie waren ihre Brüste der Beweis ihrer Weiblichkeit, und es war, als müßten sie nur groß genug sein, um ihre emotionale Unsicherheit auszugleichen und ihre homosexuellen Tendenzen unabweisbar zu widerlegen.

Trotz alledem erschien die Patientin gepflegt, intelligent, und brachte logische und gut formulierte Argumente für eine dritte Brustoperation vor. Auch schmeichelte sie dem Chirurgen, sie habe gehört, er sei der beste plastische Chirurg des Landes, und sie habe totales Vertrauen in seine Fähigkeiten, auch in solchen Fällen, wo andere Mißerfolge erlitten hätten.

Wie in diesem Falle, wird eine körperliche Selbsttäuschung oft unbewußt entwickelt, um ein emotionales Bedürfnis zu erfüllen oder eine unbewußte Schwäche des Selbstwertgefühls auszugleichen. Dabei kommen unrealistische, fast magische Erwartungen vor, wie bei dieser Patientin, die sich von dem chirugischen Eingriff erhoffte, daß er ihre Furcht vor Homosexualität ebenso beseitige wie ihre Hemmungen in den sexuellen Beziehungen mit ihrem Ehemann. Sie suchte nach einem äußerlichen Mittel für hauptsächlich innerliche Konflikte.

Der Chirurg sollte außerdem daran denken, daß körperliche Selbsttäuschung häufig bei Schizophrenen vorkommen. Wenn er also auf solche Selbsttäuschungen stößt, sollte er nach anderen Zeichen wie einem einsamen, isolierten Lebensstil suchen, um evtl. die Diagnose zu sichern. Wiederum muß betont werden, daß körperliche Selbsttäuschungen auch bei sonst völlig normal erscheinenden Patienten vorkommen können.

Wie, wann und ob man einen Psychiater zu Rate zieht

Wie, wann und ob man einen Psychiater zu Rate zieht, hängt im wesentlichen von der individuellen Persönlichkeit und Erfahrung des kosmetischen Chirurgen ab. Wenn der Chirurg die Zeit hat, ausführliche Gespräche mit jenen seiner Patienten zu führen, die dieses brauchen, wenn er sich dabei wohlfühlt, zuzuhören und sich mit den Emotionen dieser Patientinnen zu beschäftigen und schließlich, wenn er der Ansicht ist, hinreichend Geschick und Wissen in diesem Bereich zu besitzen, kann der Einsatz des Psychiaters auf seltene Fälle beschränkt bleiben.

Ohne Frage ist die Verständigung zwischen dem Chirurgen und der Patientin von entscheidender Bedeutung. Wenn der Chirurg Zeit, Fähigkeiten und Interesse hat, stellt dieses die bestmögliche Lösung dar. Leider aber erfordert ein gründliches Verständnis der Motivation zum chirurgischen Eingriff ein wirklich zeitraubendes Interview; dabei sollten solche Faktoren wie die geistige Entwicklung der Patientin, die Art ihrer familiären und Geschwisterbeziehungen, ihre psychosexuelle Entwicklung, ihre Methoden und Fähigkeiten, mit Belastungen fertig zu werden, die ihre Persönlichkeit besonders kennzeichnenden Eigenschaften, die Gründe für die Zeitwahl des Eingriffes und die Bedeutung des Eingriffes für die Patientin sorgfältig ermittelt werden. Hinzu kommen noch Fragestellungen, die im Laufe des Gespräches auftauchen (z. B. gegenwärtige Krisensituationen).

Es gibt viele Chirurgen, die davor zurückschrecken, in eine Rolle gedrängt zu werden, die ihnen vorkommt wie diejenige eines Psychiaters mit einem Messer. In solchen Fällen ist es häufig nützlich für den Chirurgen, ein reguläres Abkommen mit einem Psychiater zu treffen, der für alle seine psychiatrischen Fragestellungen zur Verfügung steht. Dieses ermöglicht dem Psychiater, Erfahrungen und Sachkenntnis auf diesem speziellen Gebiet zu sammeln, gibt genauere und in sich übereinstimmende Befunde und ermöglicht Längsschnittstudien, um Entscheidungsprozesse zu verbessern und evtl. sogar Forschungsstrategien zu entwerfen.

Zeitpunkt und Art der Überweisung sind ebenfalls von großer Bedeutung. Der Chirurg darf dem Einsatz eines Psychiaters nicht unentschlossen gegenüberstehen. Seine Unsicherheit wird schnell von den Patientinnen aufgenommen, und da viele von ihnen sich lieber physische Deformitäten und Mängel zuschreiben, sind die Chancen schlecht, daß sie dann überhaupt beim Psychiater auftauchen werden. Der Chirurg sollte seinen Vorschlag einer psychiatrischen Untersuchung ebenso positiv wie taktvoll vorbringen.

Wenn man z. B. einer Patientin sagt „Vielleicht sollten Sie einmal zum Psychiater gehen, bevor wir die Angelegenheit weiter verfolgen. Es wird Ihnen etwas mehr Vertrauen in Ihre Entscheidungen geben. Ich kann Ihnen nicht versprechen, daß es helfen wird, aber sicherlich kann es nicht schaden, so daß Sie es doch einmal versuchen sollten", so wird sie niemals beim Erstgespräch auftauchen. Vielmehr sollte der Chirurg betonen, daß eine psychiatrische Untersuchung der Patientin nützen werde, daß sie außerordentlich wichtig für ein positives Ergebnis sei und nicht etwa durchgeführt werde, weil die Patientin „geistig krank" sei, sondern um ihr ganz allgemein bei der Anpassung an einen wichtigen Wechsel ihrer körperlichen Erscheinung und ihres Körperbildes zu helfen.

Manchmal befürchtet die Patientin, die Operation werde abgelehnt werden, wenn sie nicht einen günstigen Eindruck auf den Psychiater mache. In solchen Fällen wird sie versuchen, vor dem Psychiater eine Fassade aufzubauen, in dem Bemühen herauszubekommen, was er gerne hören möchte. Man sollte der Patientin klar machen, daß das psychiatrische Gespräch kein Test ist, den man bestehen oder bei dem man durchfallen kann.

Die Zusammenarbeit von Chirurg und Psychiater bietet nämlich der Patientin eine Reihe von Entscheidungshilfen. Auf jeden Fall hat eine präoperative Einschaltung des Psychiaters mehr Erfolgschancen als eine postoperative. So kann der Eingriff für eine gewisse Zeit aufgeschoben werden, während die psychiatrische Untersuchung durchgeführt wird; es stellt sich dann heraus, ob die Patientin nach Abschluß einer Psychotherapie eventuell bereit ist, auf die Operation zu verzichten, oder ob sie nach wie vor stark dazu motiviert ist.

Auf ähnliche Weise kann man der Patientin, welche in einer Krisensituation steckt (z. B. Scheidung), klar machen, daß der Eingriff aufgeschoben und eine geeignete Psychotherapie durchgeführt werden sollte, bis sie sich hinreichend von den belastenden äußeren Umständen distanziert und wieder eine objektive Betrachtungsweise ihres Lebens erreicht hat.

Eine Psychotherapie braucht nicht auf bestimmte Zeitpunkte beschränkt zu sein. Sie kann vor, in Verbindung und zusammen mit der chirurgischen Maßnahme, postoperativ oder in irgendeiner Kombination vorgenommen werden. Eine Patientin, die sich willig zeigt, eine indizierte Psychotherapie präoperativ zu beginnen, zeigt damit häufig, daß sie eine gewisse Einsicht und objektive Haltung gegenüber den emotionalen Aspekten ihres Problems hat, daß ihre Täuschungen und überwertigen Körpervorstellungen (wenn vorhanden) weniger fixiert sind und somit ihre Prognose besser ist.

Psychotherapie kann eine Unterstützung für wenig belastungsfähige Patientinnen darstellen, wenn sie in Verbindung mit dem Eingriff durchgeführt wird. Weiterhin kann sie postoperative Verläufe erleichtern und die Wahrscheinlichkeit postoperativer Depressionen verringern.

In dem Zusammenhang ist ausdrücklich darauf hinzuweisen, daß diese Patientinnen häufig zu Verleugnungs- und Verdrängungsmechanismen vor dem chirurgischen Eingriff neigen. Eine solche Verleugnung des Risikos und der Komplikationen des Eingriffs kann ein wesentlicher Aspekt vieler unbegründeter Schadensersatzprozesse sein. Allein aus diesem Grunde schon sollte eine Vergrößerungsplastik der Patientin niemals im ersten Gespräch als die „einzig wünschenswerte" Lösung dargestellt und mögliche Komplikationen des Eingriffes sollten eher überbetont werden. Alle Patientinnen sollten erfahren, daß noch nicht alles bekannt ist über Langzeiteffekte von Implantaten, und daß eine Vervollständigung des Wissens auf diesem Gebiet dazu führen kann, daß solche Implantate möglicherweise wieder entfernt werden müssen. Es kann ratsam sein, keine Patientin zu operieren, welche diese Möglichkeit offensichtlich nicht akzeptiert.

Schließlich ist zu erwähnen, daß diese Patientinnen häufig die Einschaltung des Psychiaters ablehnen, wie positiv und taktvoll auch immer man sie dazu animiert. Statt dessen wird eine solche Patientin von einem Chirurgen zum anderen laufen, bis sie schließlich einen findet, der trotz ihrer emotionalen Probleme operiert und dann die ganze Wucht ihrer Psychose und Selbsttäuschungsprobleme zu ertragen hat – innerhalb oder außerhalb des Gerichts.

Emotionale Folgen von Vergrößerungsplastiken

In der unmittelbaren postoperativen Periode gibt es oft eine vorübergehende emotionale Störung. Für einen Zeitraum von wenigen Minuten bis zu mehreren Tagen kommt es zu Tränenausbrüchen, Bekümmertheit und übertriebener Selbstkritik – alles Versuche der Patientin, ihr neues Körperbild in taktiler, visueller und emotionaler Art zu integrieren. Verständnisvolle Haltung, etwas psychologische Stütze sowie Lob sind alles, was zur Remission dieser Symptome erforderlich ist.

Bei der Abschätzung postoperativer Resultate muß man immer dessen eingedenk sein, daß die Patientinnen oft zögern, leichte Enttäuschungen dem Chirurgen mitzuteilen, von dem sie sich noch abhängig fühlen, dem sie dankbar sind. Der Kommunikationsstil der Patientin mit ihrem Arzt wird oft beeinflußt von ihren Ansichten oder Bedürfnissen bezüglich ihres Verhältnisses zu ihm. Hierbei ist zu betonen, daß in der Mehrheit der Fälle die Patientinnen nach technisch erfolgreichen Operationen zufrieden sind. Die Berichte der Patientinnen enthalten eine ganze Reihe positiver Dinge. Viele geben an, daß sie sich selbstbewußter und wohler in ausgeschnittenen Kleidungsstücken und Badeanzügen fühlen, nachdem sie einmal von ihren auf die Brust zentrierten Gedanken losgekommen sind. Ob ihre Ehemänner Gleichgültigkeit oder Freude über ihre neue Brustgröße zum Ausdruck bringen, die Patientinnen selbst sprechen von verstärkter sexueller Ansprechbarkeit und Attraktivität. Die sexuellen Beziehungen selbst werden als befriedigender beschrieben, und viele Patientinnen berichten, nunmehr den ersten Orgasmus ihres Lebens erlebt zu haben. Patientinnen, welche präoperativ in einer Art Phobie eine Berührung ihrer Brust ablehnten, berichteten nach der Operation über ein Verschwinden dieser Reaktion.

Wie bereits oben erwähnt, erstreckten sich die postoperativen Persönlichkeitsveränderungen auf viele Lebensbereiche dieser Patientinnen. Ganz allgemein fühlten sie sich zuversichtlicher, weniger von anderen abgesondert und zumindest so gut wie andere Frauen auch. Abnorme Eifersuchtsreaktionen auf andere Frauen waren bedeutend zurückgegangen. Viele wandten sich mehr umweltbezogenen Beschäftigungen zu. Ihre Fähigkeit, die Mutterrolle auszufüllen und auch zu genießen, erschien gesteigert. Viele Ehemänner bemerkten eindeutige Stimmungsverbesserungen bei ihren Frauen.

Bisweilen geraten die Patientinnen in Versuchung, ihr neu gewonnenes Gefühl sexueller Freiheit, wie auch ihr neu gewonnenes Selbstvertrauen und ihre Attraktivität zu mißbrauchen, indem sie sich in Verbindungen einlassen, die sich als ungünstig herausstellen. Selbstverständlich sollte man Patientinnen vor solchen Gefahren warnen. Dennoch kann der wesentliche Eindruck von den psycho-sozialen Ergebnissen einer erfolgreichen Vergrößerungsplastik vielleicht am besten von jenen Frauen zusammengefaßt werden, die sagen „Hätte ich die Operation nur schon vor Jahren durchführen lassen".

Mastektomie

In der Einführung zur Vergrößerungsplastik wurde die Bedeutung der Brust für eine Frau in ihren vielfältigen Aspekten diskutiert. Wenn aber anstelle der Korrektur von Größe und Asymmetrie eine vollständige Entfernung der Brust in Betracht gezogen wird, müssen zusätzliche wesentliche Faktoren berücksichtigt werden. Der alles beherrschende Gesichtspunkt ist die Konfrontation der Patientin nicht nur mit dem Verlust der Brust, sondern auch dem möglichen Verlust des Lebens. Auch wenn die Patientin noch weit davon entfernt zu sein mag zu sterben (insbesondere bei Frühentdeckung des Karzinoms), kann sie sich für durchaus unheilbar krank halten. In solchen Fällen kommen alle emotionalen Folgen einer ersten wirklichen Konfrontation mit der eigenen Sterblichkeit zum Ausbruch.

Selbst wenn die Patientin überzeugt werden kann, daß sie nicht in unmittelbarer Lebensgefahr ist, muß sie sich immer noch dem akuten Verlust ihrer Brust stellen, die, wie oben besprochen, ein so stark mit Emotionen beladener Teil des weiblichen Körpers und des Körperbildes ist. Zusätzlich spielt die körperliche Erscheinung oft eine wesentliche Rolle bei der Bestimmung des individuellen sozialen und sexuellen Interaktionsstils. Seine Kontinuität im Zeitverlauf ist eng verbunden mit dem Gefühl stabiler persönlicher Identität. Ein plötzlicher Wechsel in der äußeren Erscheinung kann dieses Gefühl abrupt unterbrechen und zu Panikreaktionen, Depersonalisationsgefühlen, emotionaler Verwirrung und depressiver Verstimmung führen.

Zum ersten Mal muß die Frau sich also mit den emotionalen Problemen einer Deformität auseinandersetzen. In der Tierwelt wird ein verletztes oder deformiertes Mitglied einer Art mit großer Wahrscheinlichkeit von seinen Artgenossen abgelehnt oder sogar angegriffen. Leider bietet die menschliche Gesellschaft viele Parallelen in Fällen körperlicher Verunstaltung. Die berühmtesten sind vielleicht Quasimodo in *Viktor Hugo*s „Der Glöckner von Notre-Dame" und Long John Silver in *Robert Louis Stevenson*s „Schatzinsel". Aber auch die weniger bekannten Schurken vieler Filme zeichnen sich oft durch große Gesichtsnarben, eine verstümmelte Hand oder einen fehlenden Finger aus. Eine Frau nach der Mastektomie muß nicht nur mit ihrer Entstellung fertig werden, sondern auch damit, daß sie beim Baden, Anziehen, bei Blicken in den Spiegel und in der Liebe dauernd daran erinnert wird.

Ein wesentlicher Unterschied zwischen einer Vergrößerungsplastik und einer Mastektomie ist die Unausweichbarkeit der letzteren. Aus diesem Grunde fühlen Frauen sich angesichts einer Mastektomie oft wie in einer Falle und hilflos. Sie haben das Gefühl, bestraft zu werden für eine Sünde, welche sie real begangen oder sich irgendwann einmal eingebildet haben. Hieraus resultieren oft Schuldgefühle und Depressionen. Andererseits mag eine Frau die Überzeugung haben, immer eine „gute Frau" gewesen zu sein und stellt die Frage „Warum gerade ich?" im Gefühl, ungerecht behandelt worden zu sein und mit einer Art ungerichteten Zorns.

Zusätzlich belastend sind Berichte in der Literatur und von vielen Patientinnen selbst, daß der Chirurg oft eine Tendenz zeigt, die Gefühle der Patientinnen herunterzuspielen oder nicht wichtig zu nehmen. Solche Reaktionen sind besonders erstaunlich angesichts der Tatsache, daß Brustkrebs die häufigste Krebserkrankung bei Frauen ist, daß zahlreiche Artikel über dieses Thema geschrieben worden sind, und daß verschiedene Selbsthilfeorganisationen von den Frauen eigenständig ins Leben gerufen wurden, was ihr Bedürfnis nach emotionaler Stütze und Verständnis klar zum Ausdruck bringt.

Das Dilemma des Chirurgen

Wie bereits im Zusammenhang mit der Vergrößerungsplastik ausgeführt: Wenn der Chirurg im Umgang mit den Emotionen seiner Patientinnen ebenso geschickt ist wie mit dem Skalpell, ist er sicherlich die beste in Frage kommende Person. Die Patientin beginnt die Beziehung zu ihrem Chirurgen fast immer mit einer positiven Haltung. Sie ist praktisch gezwungen, ihr Vertrauen in ihn zu setzen. Zunächst unter Zwang und erst dann aus eigenem Antrieb wird sie von ihm als ihrem Lebensretter abhängig. Sie hält ihn für fähig, sowohl ihre physischen als auch ihre emotionalen Leiden zu heilen und überträgt auf ihn fast gottähnliche Kräfte, was ein äußerst starker Rückhalt bei der Unterstützung der Patientin durch alle Stadien der Mastektomie darstellen kann.

Leider steht der Chirurg dieser Rolle oft ambivalent gegenüber, und das mit guten Gründen. Er ist manchmal so überlastet, daß er keine Zeit für lange prä- und postoperative psychotherapeutische Sitzungen hat. Darüber hinaus haben viele Chirurgen das Gefühl, bei der Vertiefung in alle die psychologischen wie chirurgischen Aspekte ihrer Mastektomie-Patientinnen die eigene emotionale Stabilität aufs Spiel zu setzen. Schließlich glauben manche Chirurgen, sie würden durch zu intensive Exploration die Büchse der Pandora öffnen und dann nicht in der Lage sein, mit ihrem Inhalt umzugehen.

Nichtsdestoweniger ist der Chirurg immer in der Zwangslage, in gewissem Grade die Rolle des Psychiaters zu spielen, da die Patientin ihm entweder emotional befrachtete Fragen stellt oder sich ihm mit offenen oder unausgesprochenen Forderungen nach psychologischer Unterstützung und nach Verständnis präsentiert. Für den Chirurgen, der sich mit diesen Fragen und Erwartungen befassen möchte, kann man gewisse Leitlinien aufstellen, die nachfolgend dargestellt werden.

Präoperative Gesichtspunkte

Das Intervall zwischen der ersten Entdeckung des Knotens und dem Resultat der Biopsie kann eine Zeit äußerster Angst und Belastung werden. Die Befürchtungen und Phantasien der Patientinnen neigen dabei zum Amoklauf, häufig genährt von Märchen und Unwissenheit. Die psychologische Bedeutung dieses Zeitraums kann gar nicht unterschätzt werden. Der Chirurg, der sich nur auf sehr periphere psychologische Aspekte einlassen möchte, sollte sich bereits zu diesem Zeitpunkt nach anderen Quellen emotionaler Stütze für seine Patientin umsehen.

Zum ersten sollte er der Patientin gegenüber zum Ausdruck bringen, er sei sich durchaus bewußt, daß dies ein schreckliches und belastendes Ereignis in ihrem Leben sei und ihr vermitteln, daß – obwohl er durchaus sehe, daß sie nicht „geistig krank" sei – viele Frauen in einer solchen Situation es als wohltuend empfänden, von einem Psychiater seelische Unterstützung zu erhalten. Vielleicht der beste Indikator für die hohe psychische Belastung, die die Entdeckung eines Knotens in der Brust für eine Frau darstellt, ist das Ergebnis einer Forschergruppe, daß 10% der Frauen drei Monate von der Entdeckung bis zur Mitteilung an ihren Arzt verstreichen ließen.

Die Bereiche, die ein Psychiater (oder der Chirurg, wenn er es will) in präoperativen Gesprächen berühren sollte, enthalten Informationen über die verschiedenen Maßnahmen, denen sich die Patientin zu unterziehen haben wird. Wenn die Notwendigkeit einer Mastektomie einmal gesichert ist, sollte man der Patientin vor Augen halten, daß Tränenausbrüche und Trauer in einem solchen Fall nicht nur zu erwarten, sondern auch natürlich seien. Der Zeitpunkt der Operation sollte sorgfältig erklärt werden, um jedes Mißverständnis zu vermeiden. Eine nicht informierte Patientin z. B., die einige Tage auf ihre Operation warten muß, könnte durchaus fälschlich schließen, daß entweder keine Eile bestehe, weil es schon zu spät sei und der Krebs sich ausgebreitet habe, oder daß keine Eile bestehe, weil der Typ ihrer Krebserkrankung weniger bedrohlich sei. Insgesamt sollte die Patientin soviel Informationen über das Vorgehen und die postoperativen Maßnahmen wie möglich erhalten. Der Arzt muß den schwierigen Mittelweg finden, die Patientin einerseits nicht mit so vielen Informationen zu überfrachten, daß sie unnötigerweise den Eindruck einer schlechten Prognose gewinnt, andererseits aber keine falsche Sicherheit in Fällen zu vermitteln, in denen über die Zukunft nichts Sicheres gesagt werden kann. Zur Vermeidung solcher Kommunikationsfehler sollte der Chirurg immer versuchen, mit allen bei der Behandlung der Patientin Beteiligten (Krankenschwester, Ärzte) genau zu besprechen, was man ihr gesagt hat, ihr sagt und ihr sagen wird. Widersprüchliche Informationen von verschiedenen Mitgliedern des Behandlungsteams sind eine wesentliche Belastungsquelle für die Patientin. Gleichermaßen hat die Erfahrung gezeigt, daß Unaufrichtigkeit gegenüber der Patientin schließlich zu Ärger und Argwohn führt und sie unfähig macht, die Wahrheit anzunehmen, wenn diese schließlich mitgeteilt wird. Nur relativ wenigen Patientinnen mißlingt es, sich nach einer anfänglichen Periode von Erregung und Schreck einigermaßen an die Wahrheit zu gewöhnen. In Fällen, in welchen der Ehegatte die Wahrheit erfährt und die Patientin nicht, verliert diese schließlich das Vertrauen in ihren Ehemann und in den Chirurgen. Der Chirurg sollte auf der Hut sein vor Ehemännern (oder anderen Verwandten), die eine Art Verschwörung mit ihm eingehen wollen.

Des weiteren sollte im präoperativen Gespräch mit der Patientin geklärt werden, was sie den ihr nahestehenden Menschen über ihre Situation sagen soll.

Nach ausreichender Information sollte man der Patientin hinreichend Gelegenheit zum Fragen geben, so daß möglichst alle unvorhergesehenen Befürchtungen oder Mißverständnisse zerstreut werden können. Viele Ärzte haben eine bestimmte, ihnen erfolgreich erscheinende Methode entwickelt, um die psychologischen Probleme dieser Patientinnen anzugehen und pflegen dann bei dieser Methode zu bleiben. In der Praxis resultiert daraus, daß viele Ärzte wenig flexibel sind, wenn spezifische und sich verändernde Bedürfnisse des einzelnen Patienten ein angepaßtes Vorgehen erfordern.

Neben dem Psychiater kann sich der Chirurg häufig auch an den Ehemann wenden, um der Patientin weitere emotionale Unterstützung zu verschaffen. Der Ehemann wird dann am nützlichsten sein, wenn man ihm das Gefühl vermittelt, daß seine Ansichten für den Chirurgen in der gesamten Zeit von der Tumorentdeckung bis durch die postoperative Periode geschätzt und für wichtig gehalten werden.

Weibliche Pflegekräfte können im Hinblick auf emotionale Unterstützung ebenfalls eine Schlüsselrolle spielen, da Frauen oft heikle Probleme leichter mit Mitgliedern des eigenen Geschlechts besprechen können. Die ideale Situation liegt dann vor, wenn eine psychiatrische Schwester zur Verfügung steht, die die Patientin sowohl durch die präoperative Phase als auch durch die Rehabilitation begleitet.

Postoperative Gesichtspunkte

Im Rahmen dieser Betrachtungen wird die physische Rehabiliation von Postmastektomie-Patientinnen nicht weiter diskutiert, mit Ausnahme einer Bemerkung: Wenn der Chirurg im Laufe der postoperativen Visiten nach dem Befinden seiner Patientin fragt, wird sie ihm oft antworten: „gut", in der Annahme, er erkundige sich ausschließlich nach dem körperlichen Genesungsprozeß. Der Chirurg sollte entweder solche allgemeinen Fragen vermeiden oder sich durch dergleichen Antworten nicht zu der Annahme verführen lassen, daß die Rehabilitation seiner Patientin in ihrer

Gesamtheit gute Fortschritte mache. Die Diskussion sollte sich besser der kosmetischen und seelischen Wiederherstellung unserer Patientin widmen.

Ästhetische Wiederherstellung ist ein Bereich, in dem individuelles Vorgehen besonders erforderlich ist. Während einige Patientinnen Informationen über Brustrekonstruktion sogleich nach der Operation oder sogar noch vor ihr als ermutigend empfinden können, werden solche Überlegungen von anderen als ein Ausdruck von Gefühllosigkeit und Kälte des Chirurgen erlebt. Einer Patientin, die noch den Verlust ihrer Brust betrauert, noch darin begriffen ist, mühsam ihr Selbstbild soweit wiederherzustellen, daß sie sich wieder den positiven Seiten des Lebens zuwenden kann, und die sich noch mit der Furcht vor einem Rezidiv auseinanderzusetzen hat, werden Gespräche über Brustwarzenverpflanzung und Brustrekonstruktion verfrüht vorkommen. Der Chirurg muß versuchen, den Zeitpunkt der Erörterung kosmetischer Wiederherstellung dem Stadium emotionaler Wiederherstellung seiner Patientinnen anzupassen. Zum rechten Zeitpunkt aufgenommen, kann die Diskussion einer Brustrekonstruktion einen ausgesprochen positiven Effekt auf die Psyche der Patientin haben.

Die seelische Wiederherstellung der Patientin erstreckt sich auf mehrere wesentliche Bereiche. Der Krankenhausaufenthalt unmittelbar nach der Operation gibt dem Chirurgen gute Gelegenheit, mit der Patientin, ihrem Ehemann und anderen nahen Familienmitgliedern zu sprechen. Dieser Zeitraum eignet sich für primäre Prävention bzw. sekundäre Korrektur psychischer Komplikationen. Er kann auch genutzt werden, um mit der Patientin verschiedene Maßnahmen wie Chemotherapie und Bestrahlung zu diskutieren. Wie bereits bei Besprechung der präoperativen Situation erwähnt, wird eine gut informierte Patientin eine Bestrahlungsbehandlung z. B. mit sehr viel geringerer psychischer Belastung durchstehen, als eine unaufgeklärte, die allerlei ängstigenden Phantasien und Halbwahrheiten ausgesetzt ist.

Ein weiterer wesentlicher Gesichtspunkt, der während dieser Periode bearbeitet werden kann, ist die Annahme der Narbe und Verunstaltung durch die Patientin. Viele Patientinnen betrachten ihren Körper postoperativ als verunstaltet, sich selbst als abstoßendes Zerrbild und weigern sich über lange Zeit, die Narbe überhaupt anzusehen oder sie ihren Ehepartner sehen zu lassen. Solche Frauen sollte man dazu ermutigen, schon während des Krankenhausaufenthalts diesen Bereich anzusehen und zu berühren, bis er weniger fremdartig und erschreckend wirkt. Gleiches gilt für den Ehepartner, da – trotz großer Variation im Verhalten – manche Männer auf den ersten Anblick der Narbe mit Schreck und Abwendung reagieren, – eine Reaktion, welche mit zunehmender Vertrautheit abgebaut werden kann.

Die Annahme der Narbe und der neuen Körperform der Frau durch sie selbst und den Ehepartner ist notwendig für befriedigende postoperative sexuelle Beziehungen. Auch in Fällen, in denen der Ehepartner den Verlust einer Brust in keiner Weise abstoßend findet, kann die Sexualität der Frau erheblich beeinträchtigt werden, wenn sie sich selbst in diesem Bereich nicht mehr attraktiv findet. Ihre Neigung, sich selbst abzulehnen, kann durch den Ausdruck positiver sexueller Zuwendung und liebevoller Bemühungen seitens des Ehepartners verringert werden. Er sollte vor unangebrachten Scherzen oder gefühlloser Kritik gewarnt werden, seine Partnerin hingegen dadurch bestärken, daß er jedes Vermeidungsverhalten ablehnt und gelegentlich auch trotz ihrer negativen Haltung auf sexuellen Beziehungen besteht. Von gleicher, wenn nicht größerer Bedeutung jedoch ist die Fähigkeit der Patientin, sich mit der durch den Verlust der Brust symbolisierten Einbuße an Weiblichkeit und Sexualität emotional auseinanderzusetzen. Man sollte daran denken, daß viele Männer, auch wenn sie keineswegs durch die Mastektomie ihrer Frau abgestoßen werden, dennoch nicht wissen, wie sie mit dieser Tatsache umgehen sollen, sich in gewisser Weise zurückziehen und dadurch bei der Frau den falschen Eindruck sexueller oder anderweitiger Ablehnung hervorrufen.

Entscheidend für die emotionale Wiederherstellung der Frau ist für sie, mit der Tatsache zurechtzukommen, daß der Verlust einer Brust in psychologischer Hinsicht schwer wiegt, daß jeder psychologische Verlust größeren Ausmaßes normalerweise von einer Periode der Hoffnungslosigkeit und Trauer gefolgt ist. Trauer schließt hier einen anfänglichen Zustand emotionaler Betäubung ein, gefolgt von depressiver Affektlage mit häufigem Weinen, Rückzug aus sozialen Beziehungen und Eß- und Schlafstörungen. Dieser depressive Affekt kann durchsetzt sein mit Bitterkeit, Ablehnung und immer erneuten protestierenden Fragen. Häufig kommen auch ärgerliche Reaktionen vor, gelegentlich gegen das Pflegepersonal gerichtet, welches dies wiederum aus Unwissenheit auf sich persönlich bezieht. Es ist sehr wichtig, die Patientin zu ermutigen, ihren

Gefühlen vollen Ausdruck zu verleihen. Wenn hingegen das Pflegepersonal versucht, sie aufzuheitern, unterdrückt es damit diese Gefühle, die zu einem späteren und unpassenderen Zeitpunkt wieder auftreten können. Aus diesem Grunde ist es notwendig, die Patientin nach Verlusterlebnissen in der Vergangenheit zu befragen und dabei zu erforschen, ob diese Verluste in adäquater Weise betrauert wurden. Wenn dies nicht der Fall ist, werden die unterdrückten affektiven Reaktionen auf frühere Verluste das aktuelle Verlusterlebnis bezüglich der Brust verstärken, und aus der Trauer der Patientin wird sich eine ausgeprägte neurotische Depression entwickeln.

Neurotische Depressionen einschließlich Suizidtendenz werden bei Postmastektomie-Patientinnen häufig beobachtet. weil diese Patientinnen durch das Erlebnis ihres Karzinoms einen potentiellen zweiten Verlust, denjenigen des Lebens, vor Augen haben. Die Furcht vor einem Rezidiv bleibt immer vorhanden, wenn sie nicht direkt angegangen wird. Diese Frauen sind überbesorgt angesichts der Möglichkeit, daß einzelne Krebszellen zurückgelassen wurden. Sie sind überempfindlich für körperliche Beschwerden und somit mehr geneigt, sich als invalide und beeinträchtigt darzustellen.

Bei starker familiärer Belastung mit Brustkrebs muß der Chirurg häufig die Patientin auf einen weiteren Verlust vorbereiten, – denjenigen der zweiten Brust. In unrealistischer und gefährlicher Weise neigen viele Patientinnen dazu, diesen zweiten Eingriff abzulehnen. Dies tritt jedoch dann seltener ein, wenn man ihnen Gelegenheit gegeben hat, den ersten Verlust in hinreichender Weise zu betrauern.

Bei Patientinnen mit neurotischer Depression ist psychiatrische Behandlung unbedingt erforderlich.

Obwohl ein gewisses Ausmaß an Kritik an Selbsthilfeorganisationen laut geworden ist, sind nach der Erfahrung des Autors Personen aus solchen Organisationen hilfreich. Sind sie es nicht, wird die Patientin von selbst den Kontakt abbrechen. Auch prothetische Kliniken scheinen für manche Patientin eine Hilfe darzustellen.

Schließlich ist es noch wesentlich, das chirurgische Pflegepersonal im Hinblick auf die emotionalen Bedürfnisse und Belastungen dieser Patientinnen hin auszubilden. Eine schlecht informierte Schwester wird in erhöhtem Maße zu unangemessenen Reaktionen neigen. Sie wird sich nicht darüber im klaren sein, daß eine Patientin mit Brustkrebs sie bewußt oder unbewußt dazu zwingt, sich mit der eigenen Furcht vor Brustkrebs, Mastektomie und Tod auseinanderzusetzen. Eine solche Auseinandersetzung kann zur Folge haben, daß sich die Schwester von der Patientin regelrecht bedroht fühlt und auf die Bedrohung feindlich reagiert.

Bezugsliteratur zu Kapitel 7.1

1. *Edgerton, M. T., Mayer, E., Jacobsen, W. E.*: Augmentation mammoplasty. Psychiatric implications II. Further surgical and psychiatric implications. Plast. Reconstr. Surg. 27:279, 1961
2. *Edgerton, M. T., McClary A. R.*: Augmentation mammoplasty. Plast. Reconstr. Surg. 21:279, 1958
3. Cosmetic surgery of the breast (Roundtable discussion). Medical Aspects of Human Sexuality 6:4, 1970
4. *Druss, R. G.*: Changes in body image following augmentation breast surgery. Int. J. Psychoanal. Psychother. 2:248, 1973
5. *Druss, R. G., Symonds, F. C. Crikelair, G. F.*: The problem of somatic delusions in patients seeking cosmetic surgery. Plast. Reconstr. Surg. 48:246, 1971
6. *Knorr, N. J., Edgerton, M. T., Hooper, J. E.*: The "insatiable" cosmetic surgery patient. Plast. Reconstr. Surg. 40:285, 1967
7. *Asken, M. J.*: Psychoemotional aspects of mastectomy. Am. J. Psychiatry 132:56, 1975
8. *Olley, P. C.*: Psychiatric aspects of cosmetic surgery. In Howells, J. G. (ed.): Modern Perspectives in the Psychiatric Aspects of Surgery. pp. 491–514. New York, Brunner-Mazel 1976
9. *McGuire, P.*: The psychological and social sequelae of mastectomy. In Howells, J. G. (ed.): Modern Perspectives in the Psychiatric Aspects of Surgery. pp. 390–420. New York, Brunner-Mazel 1976
10. *Jamison, K. R., Wellisch, D. K., Pasnau, R. O.*: Psychosocial aspects of mastectomy I. The woman's perspective. Am. J. Psychiatry 135:432, 1978
11. *Wellisch, D. K., Jamison, K. R., Pasnau, R. O.*: Psychosocial aspects of mastectomy II. The man's perspective. Am. J. Psychiatry 135:543, 1978
12. *Torrie, A.*: Like a bird with a broken wing. World Medicine 36, April, 1978

7.2 Juristische Probleme der Mammachirurgie

DENNIS M. MAHONEY

Wegen der weitreichenden gesetzlichen Auswirkungen, die den plastischen Chirurgen auf diesem ganz speziellen Gebiet betreffen können, ist für ihn das Verständnis der sich hieraus ergebenden Konsequenzen unerläßlich.

Jedes Verständnis der Lehre vom „informierten Konsens" (informed consent) muß von der Grundlage der ersten Überlegungen in diesem Zusammenhang ausgehen. Ganz sicher ist eine Unmenge Unzutreffendes über diese Lehre veröffentlicht worden. Um Richter *Learned Hand* zu zitieren, halten die Ärzte ebenso sicher zur Zeit diese Lehre für außerordentlich schreckenerregend angesichts des strengen Auges der Justiz.

Ich hoffe sehr, daß die Ärzte nach der Lektüre dieses Kapitels und nach dem Überdenken der Zusammenhänge möglicherweise eine tolerantere, wenn nicht sogar verständnisvollere Einstellung dieser Lehre gegenüber haben werden.

Im Jahre 1914 gab Richter *Cardozo* die seinerzeit ersten Anfänge dieser Rechtslehre wie folgt wieder: „jedes volljährige und vernünftige menschliche Wesen hat das Recht zu bestimmen, was mit seinem eigenen Körper geschehen soll. Ein Chirurg, der eine Operation ohne Einwilligung ausführt, begeht eine Körperverletzung, für die er Schadenersatz leisten muß[5]."

Im Jahre 1928 formulierte Richter *Brandeis* seine Gedanken in etwas abweichender Weise wie folgt: „Die Schöpfer unserer Verfassung ... wollten die Amerikaner in ihrem Glauben, ihren Gedanken, ihren Gefühlen und ihren Empfindungen schützen. So schufen sie das Recht auf Selbstbestimmung – das umfassendste und wichtigste Recht für die zivilisierte Menschheit[4]." Richter *Brandeis* scheint damit in seinen Gedankengängen das noch namenlose Konzept des „informierten Konsens" (informed consent) auf die höchste Stufe erhoben zu haben – diejenige eines verfassungsmäßig geschützten Grundrechtes.

Vor dem Hintergrund solcher kritischer Überlegungen aus dem Munde hervorragender Juristen nahm die Lehre über die informationsgetragene Zustimmung jedoch erst in den sechziger Jahren Gestalt an. Zuvor wurden scheinbar ähnliche Urteile auf die Annahme gestützt, daß der Arzt (Chirurg) an seinem Patienten eine Körperverletzung begangen habe. D. h., diese Lehre erfaßte im allgemeinen Situationen, bei denen ein Patient seinem Arzt die Zustimmung zur Durchführung einer bestimmten Operation gegeben hatte, dieser aber dann einen anderen oder weitaus größeren Eingriff vornahm. Der sich bei solchen Sachverhalten ergebende juristische Vorwurf erfüllte somit den zivilrechtlichen Tatbestand der schweren Körperverletzung.

Zunächst in einem Fall aus Kansas[2] begannen die Gerichte in den sechziger Jahren Ermittlungen anzustellen, wie weit die Patienten über Nebenwirkungen und Risiken eines Eingriffes informiert worden waren. Die Zustimmung beruhte nicht auf ausreichender Aufklärung, wenn dem Patienten nichts über Nebenwirkungen und Risiken des Eingriffes mitgeteilt worden war. Mit anderen Worten: der Patient hatte in solchen Situationen nur einem ganz bestimmten Eingriff an seinem Körper zugestimmt, und nur dieser bestimmte Eingriff durfte dann auch durchgeführt werden. Nun sind aber chirurgische Eingriffe immer mit einem begleitenden Risiko behaftet. Wenn dieses Risiko eintrat, war der Patient verletzt. Während der sechziger und Anfang der siebziger Jahre wurde die Lehre über den sogenannten „informierten Konsens" von vielen Gerichten angewendet. Bei jeder Gelegenheit wurde in den Entscheidungen deutlich, daß das Ausmaß der Verpflichtung des Arztes zur Aufklärung daran zu messen sei, wie vergleichbare Patienten von anderen Ärzten aufgeklärt worden wären. Folglich wurde der Umfang der Aufklärungspflicht am Standard praktischer Berufsausübung gemessen.

Die natürliche Folge dieser Einschränkung war das Gutachten eines sachverständigen Arztes als Grundvoraussetzung für eine Schadensersatzklage eines Patienten gegen einen Arzt. Wenn, mit anderen Worten, ein Arzt wegen Verletzung der Aufklärungspflicht vor Gericht stand, mußte der klagende Patient einen anderen Arzt beibringen, der unter Eid bezeugte, daß es zur fraglichen Zeit und am fraglichen Ort tatsächlich unter Chirurgen üblich war, Aufklärung über gewisse Risiken und Komplikationen zu geben. Dann hätte der Arzt diese Risiken aufzählen müssen. Diese Aussage wurde dadurch zum Maßstab, nach dem das Verhalten des Arztes zu beurteilen war. Ohne das Zeugnis eines Arztes mit ausführlicher Darstellung der genannten Punkte wäre die Klage nicht vor die Jury gekommen, sondern abgewiesen worden. Nach der rechtlichen Terminologie war es dem Kläger nicht gelungen, den **prima facie**-Beweis für mangelnde ärztliche Aufklärungspflicht zu erbringen.

Im Jahre 1972 überraschte der bedeutsamste Prozeß in der Geschichte über die Einwilligung des Patienten nach Aufklärung durch den Arzt sowohl die Ärzteschaft als auch die Juristen[1]. Richter *Spottswood W. Robinson III* setzte den Grundsatz außer Kraft, daß der Kläger in einem Prozeß wegen Verletzung der Aufklärungspflicht das Zeugnis eines Sachverständigen beizubringen habe.

Weil dieser Fall die Einstellung zum Problem der Aufklärungspflicht vollkommen änderte, dürfte eine Darstellung der Hintergründe angebracht sein. Der klagende Patient in diesem Prozeß war Mr. *Canterbury*, ein 19jähriger Büroangestellter, der beim Bundeskriminalamt (FBI) beschäftigt war. Im Dezember 1958 bekam er zunehmend schwere Schmerzen zwischen beiden Schulterblättern. Er wurde von mehreren praktischen Ärzten untersucht und behandelt, aber die Medikamente brachten keine Besserung. Danach wurde er von Dr. *Spence*, einem Neurochirurgen, angesehen. Dr. *Spence* untersuchte den Patienten und konnte keinen wesentlichen Befund erheben. Die Routine-Röntgenuntersuchung erbrachte nichts Besonders, im Myelogramm zeigte sich jedoch ein Füllungsdefekt in Höhe des vierten Brustwirbels. Dr. *Spence* eröffnete dem Kläger, daß eine Laminektomie vermutlich mit Entfernung einer rupturierten Bandscheibe vorgenommen werden müßte. Der Patient erklärte Dr. *Spence*, daß seine Mutter Witwe sei, daß es ihr finanziell nicht allzu gut ginge, und daß man sie in einem anderen Bundesstaat am Telefon eines Nachbarn erreichen könne. Nach dem Myelogramm, aber noch vor dem geplanten Eingriff rief die Mutter des Klägers Dr. *Spence* an. Dr. *Spence* teilte ihr mit, daß die Operation wegen einer möglicherweise rupturierten Bandscheibe erforderlich sei. Mrs. *Canterbury* fragte dann, ob der empfohlene Eingriff gefährlich sei, und Dr. *Spence* antwortete: „Nicht mehr als jeder andere". Der Neurochirurg deutete an, daß er um die finanziellen Verhältnisse wüßte, und daß die Anwesenheit von Mrs. *Canterbury* in Washington, D. C., nicht erforderlich sei.

Die Mutter des Patienten reiste trotzdem nach Washington, D. C., und kam dort am Operationstag an, jedoch nach Abschluß der Operation. Sie unterzeichnete eine Einverständniserklärung für ihren Sohn.

Bei der Operation fanden sich einige Anomalien am Rückenmark, aber offensichtlich keine rupturierte Bandscheibe. Unmittelbar postoperativ schien es dem Patienten gut zu gehen, dann aber stürzte er und bekam eine Paraparese mit Urininkontinenz und Atonie des Gastrointestinaltraktes.

Richter *Robinson* begann seine Begründung mit der Darstellung der Hintergründe der Lehre von Einwilligung nach Aufklärung. Bezeichnenderweise zitierte er zunächst Richter *Cardozo*. In seinen weiteren Ausführungen ging Richter *Robinson* auf das Wesen des Arzt-Patienten-Verhältnisses ein und auf die Tatsache, daß diese Partnerschaft mit Vertrauen beginnt und darauf aufgebaut ist. Auf Seite 782 seiner Urteilsbegründung scheint es, als ob Richter *Robinson* das Verhältnis zwischen Arzt und Patient mit folgenden Worten auf die Ebene einer Art Treuhandbeziehung anheben wollte: „In der jüngsten Vergangenheit haben wir selbst aus dieser treuhänderischen Natur des Arzt-Patienten-Verhältnisses für den Arzt die Verpflichtung hergeleitet, dem Patienten all das mitzuteilen, was in seinem wohlverstandenen Interesse für ihn zu wissen wichtig ist".

Sodann erörterte das Gericht die Frage, ob die althergebrachte Voraussetzung einer Sachverständigen-Aussage in einem Fall von verletzter Aufklärungspflicht erforderlich ist. Richter *Robinson* sagte: „Nach unserer Meinung sprechen erhebliche Gründe gegen die Annahme der Auffassung, die ärztliche Pflicht zur Aufklärung werde begründet oder begrenzt durch die ärztliche Praxis. Insbesondere ist die Realität eines jeden erkennbaren Gewohnheitsrechtes in Frage zu stellen, das auf dem Konsens der Berufsangehörigen über die Art und Weise der Patientenaufklärung beruht. Wir sehen die Gefahr, daß das, was in Wirklichkeit gar nicht üblich ist, für üblich erklärt wird, um etwas stillschweigend zu übergehen, und daß die ärztlichen Zeugen zur Frage der Üblichkeit lediglich ihre persönliche Meinung darüber abgeben können, was sie oder andere unter den gegebenen Umständen tun würden."

Richter *Robinson* kam zu dem Schluß, daß es keinerlei Grundlage für eine besondere ärztliche Verhaltensnorm gibt, in der nicht das Vorgehen des Arztes in besonderer Weise von seinem medizinischen Wissen und seinen Fähigkeiten bestimmt ist. Es ist daher von vornherein klar: wenn die Forderung an das Verhalten des Arztes nicht an einer besonderen Verhaltensnorm gemessen werden kann, können Gepflogenheiten des ärztlichen Standes nicht den Beweis für richtiges Verhalten erbringen.

Da die Entscheidung **Canterbury gegen Spence** eindeutig die Tendenz der Rechtssprechung ist,

ist es für den Arzt wichtig, ihre Bedeutung zu verstehen. Es geht einfach darum, daß der Umfang der ärztlichen Aufklärung gemessen werden muß am Informationsbedürfnis des Patienten. Der Patient muß bestimmte Informationen bekommen, um sich für oder gegen eine Operation entscheiden zu können. Alle Risiken, die diese Entscheidung in irgendeiner Weise beeinflussen könnten, müssen mitgeteilt werden. Um die Interessen des Patienten zu wahren, damit dieser sein unverbrüchliches Recht auf freie Entscheidung über seinen Körper bekommt und ausüben kann, muß das Gesetz selbst die Maßstäbe für eine ausreichende Aufklärung setzen.

Nach einer Darstellung der Hintergründe über Umfang oder Mangel an Information wandte sich das Gericht der Frage zu, ob der subjektiven oder der objektiven Auffassung zu folgen sei; d. h., würde das Gericht die sogenannte subjektive Antwort des geschädigten Klägers anerkennen „Hätte ich dieses spezielle Risiko gekannt, dann hätte ich mich nicht operieren lassen" oder würde das Gericht die retrospektive Selbstschutz-Behauptung des Patienten für irrelevant halten. Wenn das Gericht dem letzten Gedankengang gefolgt wäre, hätte sich nur die Frage ergeben, ob ein vernünftiger Mensch anstelle des Klägers diese oder mehrere dieser Informationen als Voraussetzung für das genaue Verständnis einer solchen Operation, ihrer Nebenwirkungen und Komplikationen verlangt haben würde oder nicht. Mit relativer Einstimmigkeit haben die Rechtsprechungen, die dem **Canterbury**-Konzept gefolgt waren, die Grundsätze der subjektiven Lösung zugunsten der objektiven verworfen.

Zusammenfassend kann man sagen, daß die moderne Rechtsauffassung und die allgemeine Rechtstendenz mit der Entscheidung **Canterbury gegen Spence** übereinstimmt.

Wie sind nun die Auswirkungen dieser Entscheidung auf die tägliche Praxis in der plastischen Chirurgie? Kurz gesagt, es gibt absolut keine Diskussion mehr darüber, ob ein Patient vor seiner Einwilligung aufgeklärt werden muß. Das Gesetz besagt ganz eindeutig, daß die Patienten aufgeklärt werden müssen, und der Umfang an Aufklärung wird bestimmt von dem Wissen, das der Patient zu einer sinnvollen Entscheidung braucht. In Zukunft sind Überlegungen in Bezug auf Moral und Zweck solch einer Aufklärung bedeutungslos. Dies ist Gesetz. Wenn einer bestimmten Operation eine gewisse Letalität oder Invalidität anhaftet, und wenn der Arzt dieses weiß oder zumindest aus der Literatur wissen sollte, dann muß er dies dem Patienten mitteilen, gleichgültig wie sich andere Ärzte verhalten würden.

An diesem Punkt mag sich der plastische Chirurg fragen, ob die Lehre irgendeinen positiven Effekt auf die Beziehung zu seinen Patienten hat. Diejenigen unter uns, die sich täglich mit diesen Fragen beschäftigen, sind sicher alle der Meinung, daß die Lehre vom „informierten Konsens" zur Verbesserung des Arzt-Patienten-Verhältnisses beiträgt. Immer wieder gibt es Prozesse wegen einer unerwarteten Körperverletzung. Als Beispiel könnte man sich eine Frau Mitte dreißig mit Volksschulbildung vorstellen. Ein Jahr vorher war ihre Nachbarin ohne Komplikationen und Probleme cholezystektomiert worden. Unsere Patientin erfährt, daß sie Gallensteine hat und auch cholezystektomiert werden muß. Sie weiß nur von der problemlosen Operation ihrer Nachbarin und fragt ihren Arzt, ob es bei dieser Operation irgendwelche Schwierigkeiten geben könne. Er teilt ihr mit, daß die Operation einfach sei, sie eine Woche stationär behandelt werden müsse, und daß sie nach vier Wochen wieder arbeitsfähig sei. Mit dieser Hintergrundinformation kommt sie ins Krankenhaus. Bei der Operation verletzt der Arzt den Ductus choledochus und die Leber. Beides kann gut korrigiert werden, aber der Gallengang muß natürlich geschient werden. Postoperativ entwickelt die Patientin einen Ileus. Nachdem dieser beherrscht ist, bildet die Patientin einen subdiaphragmatischen Abszeß aus, wegen dessen Drainage erneut operiert werden muß. Danach kommt es zu einer Wunddehiszenz. Zu all diesen Problemen kommt noch eine Lungenembolie und eine oberflächliche Armvenenthrombose als Folge der Infusionsbehandlung hinzu. Drei Monate später wird unsere imaginäre Patientin entlassen mit einem Gewichtsverlust von 20 kg und Kosten für Arzt, Krankenhaus und Verdienstausfall von 46 000 Dollar. Kann irgendein Arzt mit gutem Gewissen es der Patientin übelnehmen, daß sie gegen den Chirurgen einen Prozeß wegen mangelnder Aufklärung führt, wenn die einzigen Informationen, die man ihr gegeben hatte, schlecht und falsch waren? Sicherlich nicht.

Um die Einwilligung eines Patienten zu erhalten, muß man nur vor dem Eingriff oder einer anderen operativen diagnostischen Maßnahme offen und ehrlich die Probleme mit dem Patienten besprechen. Wenn der Patient von der Offenheit und Ehrlichkeit des Arztes während dieser präoperativen Unterhaltung überzeugt ist, wird dieselbe Patient höchst unwahrscheinlich Klage wegen eines Kunstfehlers erheben wollen. Dabei ist mir die Michigan-Untersuchung wohl bekannt, die gezeigt hat, daß Patienten viel von dem vergessen oder verdrängen, was man ihnen präoperativ gesagt hat. Das überrascht mich nicht. Diese Untersuchung zeigt ganz deutlich, daß man eine schriftliche oder anderweitig fixierte Information braucht. Es kommt wirklich kaum darauf an, was den Patienten ihrer Meinung nach gesagt worden ist, wenn ein ausführliches Formular oder ein Film vorhanden ist, der in einer für den Laien verständlichen Form die Grundzüge der Operation, ihre Nebenwirkungen und Komplikationen darstellt. Der einzig wichtige Punkt für den Ausgang einer solchen Streitfrage ist die Tatsache, ob das Formular oder bei einem Film das erläuternde Begleitheft die Unterschrift des Patienten trägt oder nicht. Andere Gesichtspunkte, z. B. ob ein Patient das Aufklärungsgespräch verstanden hat oder nicht richtig zugehört hat usw., lassen keine besonders schwierigen oder komplizierten rechtlichen oder tatsächlichen Sachverhalte entstehen.

Statistiken und Hintergrundinformationen spiegeln nicht die wirkliche Rolle der Lehre des „informierten Konsens" wieder, die sie bei Urteilen oder Vergleichen wegen eines Kunstfehlers spielt. Unserer Erfahrung nach erhebt sich in 80% aller Kunstfehlerprozesse die Frage nach Verletzung der Aufklärungspflicht, wenn ein chirurgischer Eingriff vorgenommen wurde. Es ist sicher richtig, daß die Frage, ob eine Verletzung der Aufklärungspflicht vorgelegen hat, das Problem der sogenannten traditionellen Theorie der Fahrlässigkeit aufwirft. Die Fälle, bei denen die Jury lediglich über eine Verletzung der Aufklärungspflicht zu befinden hat, sind relativ selten. Trotzdem hat es in Kalifornien und in Ohio grundlegende Urteile hierzu gegeben. Meiner Meinung nach wäre unter entsprechenden Umständen – d. h. bei einer speziellen Operation mit klar umrissenem und überschaubarem Risiko, das dem Patienten offensichtlich verschwiegen worden war – eine Entschädigung von einer halben oder einer Million Dollar nicht völlig außer Betracht.

Was soll dann nun der plastische Chirurg vor solch einem – wie ich es nenne – superselektiven oder kosmetischen Eingriff tun? Er muß dem Patienten und seinem Ehepartner mit aller Deutlichkeit und mit dem nötigen Zeitaufwand genau erklären, wie er vorgehen wird, welches die wesentlichen Risiken und Komplikationen dabei sein werden und welches Risiko die Allgemeinnarkose mit sich bringt, wenn eine solche vorgesehen ist. Außerdem muß dies in entsprechender Form festgehalten und dokumentiert sein. In der letzten Zeit haben wir die Verwendung von Filmen befürwortet, die für jede Operation speziell erstellt wurden. Solch ein Film kann ganz gezielt auf ein Verfahren (z. B. Aufbauplastik, Reduktionsplastik oder kosmetische Gesichtsoperationen) beschränkt und dem Patienten lange vor der Operation gezeigt werden, d. h. zu einem Zeitpunkt, an dem er weder finanziell noch psychologisch noch emotionell durch den bevorstehenden Eingriff belastet ist. Das heißt auch, daß die Patientin schon informiert sein sollte, bevor ihre Eltern von weit her anreisen, um ihre Kinder zu versorgen oder in anderer Weise auszuhelfen. Es ist nämlich unnötig, daß gerade dann noch ein zusätzlicher Druck auf die Patientin ausgeübt wird. Er könnte sogar im Endeffekt eine voreilige Entscheidung zu einer sofortigen Operation auslösen. Alle Arbeiten über dieses Thema weisen nach, wie wichtig dies alles für einen durchschnittlich intelligenten, weitdenkenden und medikamentös nicht beeinflußten Patienten ist, um eine richtige Entscheidung zu treffen. Man sollte darüberhinaus betonen, daß der Arzt den Patienten weder einzeln noch persönlich unterrichten muß. Das Gesetz verlangt nur, daß die Aufklärung zu einem Zeitpunkt erfolgt, wenn dem Patienten noch alle Möglichkeiten offen stehen, und daß die Information wahrheitsgemäß und genau ist. Wir halten einen Film, der von Spezialisten mit entsprechender Kenntnis der Fachliteratur gedreht wurde, für sehr sinnvoll. Der Film sollte nicht viel länger als dreizehn bis achtzehn Minuten dauern. Er sollte auch kein Verkaufsschlager sein, sondern sachlich und zuverlässig die Risiken und Komplikationsmöglichkeiten darstellen, wobei gleichzeitig auch schon einiges über die Ergebnisse gesagt werden sollte. Äußerungen wie „Sie werden keine Narben bekommen" oder „Ich mache Sie wieder ganz neu" sind natürlich unsinnig und falsch. Solch ein Film kann in der Praxis des Arztes gezeigt werden; anschließend wird auf der Karte des Patienten ein Vermerk gemacht, daß er den Film an einem bestimmten Tag gesehen hat.

Man kann dem Patienten dann ein kleines Heft mitgeben, in dem die wichtigsten Passagen des Films festgehalten sind und wonach er zuhause die wesentlichen Gedankengänge des Films nachvollziehen kann; eine Seite könnte für Fragen reserviert sein, die bei der Lektüre auftrauchen. Wir halten diese Form der Aufklärung für so gut, weil wir den Film bei einem späteren Prozeß nicht nur dem Gericht vorführen können, sondern weil er auch einen potentiellen Kläger davon abhalten kann, Klage wegen eines Kunstfehlers zu erheben. D. h., wenn ein Patient Klage wegen unzureichender Aufklärung erheben möchte und sein Rechtsanwalt einen solchen Film sieht, werden die meisten kompetenten Anwälte sofort erkennen, daß sie mit der Begründung mangelnder Aufklärung wenig oder gar keine Erfolgsaussichten haben werden. Vermutlich würden dann viele Kunstfehlerprozesse unterbleiben. Deswegen glauben wir aber trotzdem nicht, daß hiermit sämtliche Prozesse vermieden werden können. Noch immer gibt es einige unter uns, sowohl unter den Anwälten als auch unter den Patienten, die auch trotz überwältigender Gegenbeweise nicht aufgeben wollen. Es ist jedoch klar, daß ein Anwalt, der auf Erfolgshonorarbasis arbeitet, seine Zeit meist besser verwenden kann als Prozesse zu führen, bei denen er von vornherein auf der Verliererseite steht.

Ich sollte vielleicht noch betonen, daß ich gar nicht so sehr von der besonderen Zauberkraft irgendwelcher Einverständniserklärungsformulare oder ähnlicher Dokumente überzeugt bin. Wesentlich wichtiger erscheint mit, daß das Dokument der Wahrheit entspricht, daß es die wesentlichen, einem bestimmten Eingriff anhaftenden Risiken enthält, und daß die Information zu einem Zeitpunkt gegeben wurde, an dem der Patient noch nicht durch finanzielle oder psychologische Probleme belastet ist.

Wenn mit dem Patienten auch über eine mögliche Lebensgefahr (durch die Anästhesie oder durch anderes) und eine eventuell eintretende schwere körperliche Behinderung gesprochen wurde, erscheint es mir lächerlich, zu glauben, daß eine Geschworenenbank mit lauter vernünftigen Männern und Frauen zu dem Schluß kommen könnte, daß dieser Kläger einerseits solche Risiken in Kauf nehmen wollte, nicht aber ausgedehntere Narben oder den Verlust eines Implantates. Ich kenne die Bedenken der Ärzteschaft gegenüber den Formularen zur Einverständniserklärung, die von den Ärzten als eine Art Ausrede verwendet und als Entschuldigung für eine gewisse Gleichgültigkeit oder Achtlosigkeit genommen werden, weil diese Formulare häufig nicht die geringeren Risiken eines Eingriffes erfassen. Viele Ärzte antworten bei solchen Diskussionen über Patientenaufklärung sofort „Ich habe keine Zeit, dem Patienten all das zu erzählen, was er oder sie wissen müßte. Ich habe schließlich 15 Jahre dazu gebraucht, dies alles zu lernen." Solche Ärzte verstehen weder den Grundgedanken noch die Hintergründe. Kein Gericht hat festgestellt oder wird je feststellen, daß ein Arzt vor der Operation dem Patienten alles das, was überhaupt über den Eingriff und dessen Risiken und Nebenwirkungen bekannt ist, hätte mitteilen müssen. Ganz klar aber muß der Patient so ausführlich informiert sein, daß er entscheiden kann, ob die durch die Operation erreichbaren Vorteile die möglichen Nebenwirkungen und Risiken aufwiegen. Deswegen ist das Gespräch über Lebensgefahr und Invalidität so wichtig.

Viele Ärzte sind der Auffassung, daß sie selbst am besten wüßten, was man den Patienten vor einer plastischen Operation sagen sollte. In der Rechtsprechung wird dieses Konzept ziemlich vereinfachend als **„parens patria-Doktrin"** bezeichnet, was sich vom lateinischen Konzept der elterlichen Fürsorge herleitet. In der angelsächsischen Rechtswissenschaft wird dieser Gedanke der Feststellung zugrunde gelegt, daß der Staat am besten weiß, was für bestimmte Individuen (d. h. minderjährige und geistig Behinderte) gut ist. Wenn einige Ärzte hier glauben sollten, daß ich dies nicht ernst meine, dann verweise ich auf die New York Medical Society, die gerade jetzt hierzu eine Stellungnahme herausgegeben hat. Sie hat folgenden Wortlaut: „Nach Abschätzung aller Begleitumstände und Tatsachen bestimmte der praktische Arzt Art und Umfang der Aufklärung in ausreichender Weise, wenn er zu recht davon ausgehen konnte, daß eine detailliertere Aufklärung die Verfassung seines Patienten im wesentlichen nachteilig beeinflussen würde[3]. Wenn der Arzt dies wirklich so sah, wäre eine unzureichende Aufklärung in einem Kunstfehlerprozeß mit gleichzeitiger Vernachlässigung der Aufklärungspflicht für ihn ein Rechtfertigungsgrund."

Meiner Meinung nach ist eine solche spezielle Gesetzesvorschrift ganz einfach nichts anderes als eine offenkundige Kodifizierung der **parens patria**-Doktrin. Abgesehen von der Unsinnigkeit solch eines Konzeptes auf dem Gebiet des „informierten Konsens" steht in meinen Augen eine derartige gesetzliche Regelung den wohlverstandenen Interessen des Arztes vollkommen entgegen. Wenn die Beziehung zwischen Arzt und Patient, wie Richter *Robinson* sagt, von einem Vertrauensverhältnis begründet und getragen werden soll, dann setzt dies ein hohes Maß an gegenseitiger Glaubwürdigkeit und freiem Gedankenaustausch voraus. Es ist meine feste Überzeugung, daß Richter *Robinson* hier folgerichtig argumentiert hat, und daß potentielle Gesetze wie das besprochene nur dazu dienen, die Ärzteschaft in dieser so wichtigen zwischenmenschlichen Beziehung einen erheblichen Schritt zurückzuwerfen.

Bezugsliteratur zu Kapitel 7.2
1. *Canterburys vs Spence*, 464 F2d 772 (1972)
2. *Natanson vs Kline*, 186 Kan 393, 350 P2d 1093 (1963)
3. *New York Public Health Law*, § 2805-D
4. *Olmstead vs United States*, 277 US 438, 478 (1928)

7.3 Juristische Aspekte der Mammachirurgie – Die Rechtslage in der Bundesrepublik Deutschland

WALTHER WEISSAUER

Die deutsche Rechtsprechung zur Patientenaufklärung vor ärztlichen Eingriffen stimmt sowohl in ihren Grundzügen wie in ihren praktischen Auswirkungen mit der von D. M. Mahoney dargestellten Rechtsprechung der amerikanischen Gerichte weitgehend überein.

Nach beiden Rechtsordnungen hat der Arzt kein selbständiges, vom Willen des Patienten unabhängiges Behandlungsrecht. Der Heileingriff bedarf der Legitimation durch die Einwilligung des Patienten, der weiß, um was es geht, also des „informed consent".

Die deutsche Rechtsprechung hat aus einer Vielzahl von Einzelfallentscheidungen differenzierte Grundsätze entwickelt, deren Beachtung sie vom Arzt fordert. In ihren Grundlagen wie in den Anforderungen, die sie insbesondere an die Risikoaufklärung stellt, begegnet die Rechtsprechung dem Widerspruch der Ärzte. Es ist trotz der lebhaften Diskussion und der Bemühungen um wechselseitiges Verständnis noch kein Ende des „kalten Krieges zwischen Ärzten und Juristen" (KUHLENDAHL DÄBl. 1978, S. 1984) um die ärztliche Aufklärung abzusehen.

Die Literatur zur ärztlichen Aufklärungspflicht ist inzwischen auch für den Sachkenner nahezu unübersehbar geworden. Im folgenden soll versucht werden, die für die Praxis wesentlichen Aspekte zu skizzieren.

Die rechtlichen Grundlagen

Seit Ende vergangenen Jahrhunderts geht die deutsche Rechtsprechung davon aus, daß der ärztliche Heileingriff, auch der lege artis indizierte und ausgeführte, der im vollen Umfang gelingt, den Tatbestand der strafrechtlichen und der zivilrechtlichen Körperverletzung (§§ 223f. StGB, § 823 BGB) erfüllt. Die Rechtswidrigkeit des Eingriffs entfällt jedoch, wenn der Patient in den Eingriff einwilligt. Wirksam ist seine Einwilligung aber nur, wenn er die für seine Entscheidung wesentlichen Umstände kennt. Diese Kenntnis muß ihm der Arzt in der Eingriffs- oder „Selbstbestimmungsaufklärung" vermitteln.

Die Subsumtion des Heileingriffs unter die Körperverletzungsdelikte ist auf die heftige Kritik der Ärzte und – ganz überwiegend – als „Gleichstellung des Skalpells des Chirurgen mit dem Dolch des Mörders" (Schröder, NJW 1969, S. 951) auch der Rechtswissenschaft gestoßen. Im Prinzip besteht heute aber Einigkeit zwischen Ärzten und Juristen, daß die Aufklärung und die Einwilligung des Patienten – von Ausnahmefällen abgesehen – unerläßliche Voraussetzung der Zulässigkeit des ärztlichen Eingriffs sind. Zu Recht betont K. H. Bauer (Studien und Berichte der katholischen Akademie in Bayern, H. 20, 47) den vorverfassungsrechtlichen Charakter des Selbstbestimmungsrechts: „Vor die Operation haben die Götter – nach ihnen die Juristen – die Einwilligung und vor die Einwilligung die Aufklärung gesetzt". Das Grundgesetz garantiert jedem die freie Selbstbestimmung und das Recht auf körperliche Unversehrtheit (Art. 2 GG). Sie bestätigt damit die Grundtendenz der Rechtsprechung, die auch das Bundesverfassungsgericht in die „Arzthaftungsentscheidung" (NJW 1979, S. 1925) billigte.

Mit der rechtlichen Beurteilung des Heileingriffs als Körperverletzung will die Rechtsprechung die ärztliche Berufstätigkeit keineswegs desavouieren oder „kriminalisieren". Sie greift zu dieser – vom Wortlaut wie vom Sinngehalt der einschlägigen Tatbestände – anfechtbaren Konstruktion, weil es im Strafgesetzbuch keinen Spezialtatbestand gegen die eigenmächtige ärztliche Heilbehandlung gibt. Die Versuche, im Rahmen der Strafreform einen solchen Tatbestand zu schaffen, sind bisher gescheitert.

Behandlungsfehler und Aufklärungsfehler

Der Arzt kann wegen „der Unberechenbarkeit des lebenden Organismus" (BGH 1978, S. 1682) und der mit jedem Eingriff verbundenen Unwägbarkeiten in der Regel keinen bestimmten Behandlungserfolg garantieren, sondern nur

„kunstgerechtes Bemühen" (BGH, 1978, S. 584). Er haftet deshalb nicht nach den Regeln des Werkvertragsrechts § 631 BGB ohne Rücksicht auf Verschulden dafür, daß ein Behandlungserfolg eintritt, sondern vielmehr nach den Grundsätzen des Dienstvertrags (§ 611 BGB) für eine sorgfältige, den Regeln der Kunst entsprechende Behandlung. Dies gilt auch für Eingriffe im Bereich der plastischen Chirurgie (für die Sterilisation: BGH, NJW 1980, S. 1452).

Die Haftung des Arztes setzt daher nach deutschem Recht einen schuldhaften Behandlungsfehler („Kunstfehler") oder schuldhafte ärztliche Eigenmacht (meist in der Form des Aufklärungsfehlers) voraus. Sowohl beim Behandlungsfehler wie bei der ärztlichen Eigenmacht kann das gleiche schuldhafte (vorsätzliches oder fahrlässiges) Handeln sowohl ein Strafverfahren wegen Körperverletzung als auch zivilrechtliche Schadensersatzansprüche und Schmerzensgeldansprüche (vgl. LG Frankfurt, VersR 1975, S. 955: 30 000 DM bei nicht erforderlicher Radikaloperation einer Brust; LG Bielefeld, NJW 1976, S. 1156: bei mißlungener Brustverkleinerung) zur Folge haben. Da das Verschuldensprinzip das deutsche Haftungsrecht beherrscht, hat der Behandlungsmißerfolg für sich allein keine forensischen Konsequenzen. Der lege artis indizierte und ausgeführte Heileingriff, in den der Patient wirksam eingewilligt hat, bleibt rechtmäßig, auch wenn er mißlingt.

Strafrechtlich haftet der Arzt nur für sein eigenes Verschulden. Zivilrechtlich hat er in weitem Umfang auch für die Fehlleistungen seiner Erfüllungs- und Verrichtungsgehilfen einzustehen.

Der Patient, der Schadensersatzansprüche wegen eines Behandlungsfehlers erhebt, muß die schuldhafte Fehlleistung des Arztes und ihre Ursächlichkeit für den Behandlungsmißerfolg dartun und beweisen, wobei ihm die Gerichte in weitem Umfang Beweiserleichterungen einräumen; vom Beweis des ersten Augenscheins (prima facie Beweis) bis zur Beweislastumkehr (z. B. bei Mängeln der Dokumentation). Dagegen muß der Arzt die wirksame Einwilligung des Patienten (den „informed consent") und damit auch die ausreichende Aufklärung beweisen.

Prozeßtaktisch hat dies zur Konsequenz: Der Kläger stützt seine Schadensersatzklage nach einem Behandlungsmißerfolg auf schuldhafte Behandlungsfehler. Der Arzt kann sich bei Schäden, die auf der Behandlung beruhen („iatrogene Schäden") nur damit verteidigen, daß sie nicht auf einen Behandlungsfehler, sondern auf eingriffsimmanente, durch ärztliche Sorgfalt nicht beherrschbare Risiken zurückzuführen sind. Erwidert der Kläger, über diese Risiken hätte er aufgeklärt werden müssen und stützt er nun seine Klage – wegen der Beweisschwierigkeiten beim schuldhaften Behandlungsfehler – auch auf schuldhafte „Eigenmacht", so hat der Arzt dagegen nur die Verteidigung

- die in Frage kommenden Risiken hätten nicht der Aufklärung bedurft oder

- er habe den Patienten aufgeklärt.

Die erstere Verteidigung ist, worauf im folgenden eingegangen wird, wegen der Abgrenzungsschwierigkeiten zwischen aufklärungs- und nicht aufklärungsbedürftigen Risiken äußerst problematisch. Mit der zweiten Verteidigung kommt der Arzt, falls er nichts für die Beweissicherung getan hat, nun selbst oft in evidente Beweisnot.

Wegen der unterschiedlichen Beweislastverteilung hat sich der „Aufklärungsfehler" forensisch zum Surrogat für den meist nur schwer beweisbaren schuldhaften Behandlungsfehler entwickelt. Die Rechtsprechung hat zu dieser Entwicklung durch eine zunehmende Verschärfung der Anforderungen an Inhalt und Umfang der Aufklärung – vor allem der Risikoaufklärung – beigetragen.

Sie erkennt allerdings inzwischen auch die Gefahr, daß die Rüge unzureichender Aufklärung immer häufiger „als Vorwand dazu verwendet wird, das Risiko unvermeidbarer Fehlschläge einer lege artis durchgeführten Operation auf den Arzt zu überbürden" (OLG Schleswig, VersR 1982, S. 378; vgl. auch BGH, NJW 1979, S. 1933; OLG Celle, VersR 1982, S. 500).

Im *Strafverfahren* gibt es keine Beweislast des Angeklagten. Die schuldhafte Eigenmacht muß dem Arzt zur Überzeugung des Gerichts nachgewiesen werden. Bleiben Zweifel, so ist er freizusprechen („in dubio pro reo"). Er hat jedoch u. U. den Patienten als Zeugen gegen sich. Dies kann um so gefährlicher sein, als alle Untersuchungen darin übereinstimmen, daß viele Patienten sich schon relativ kurze Zeit nach einer eingehenden Aufklärung nicht mehr an Details erinnern können oder sogar – optima fide – behaupten, es sei mit ihnen überhaupt kein Aufklärungsgespräch geführt worden.

Inhalt und Umfang der ärztlichen Aufklärungspflicht

Wenn es um die ärztliche Sorgfalt bei der Behandlung geht, stellt die Rechtsprechung darauf ab, welches Maß an Sorgfalt ein gewissenhafter Durchschnittsarzt oder Facharzt in der gleichen Situation angewendet hätte. Sie stellt also auf die berufsspezifische Sorgfalt ab, deren Standard die Ärzte – etwa in den Kunstregeln – selbst bestimmen.

Die Gerichte sind dagegen nicht bereit, die Entscheidung, ob und inwieweit die Patienten über den Eingriff aufgeklärt werden müssen, dem ärztlichen Ermessen zu überlassen. Sie sehen in der Entscheidung, ob der Patient über bestimmte Umstände aufzuklären war, eine gerichtlich nachprüfbare Rechtsfrage (BGHZ 29, 46; 29, 176, 184).

Da die Aufklärung der Wahrung seines Selbstbestimmungsrechtes dient, entscheidet der Patient auch darüber, von welchen Informationen er seine Einwilligung in den Eingriff abhängig machen will. Er kann eine Totalaufklärung verlangen, aber auch auf jede Aufklärung verzichten. Stellt er Fragen, so müssen sie wahrheitsgemäß beantwortet werden, es sei denn, daß dem Patienten daraus ernste Gesundheitsgefahren drohen.

Die Probleme der ärztlichen Aufklärungspflicht beginnen dort, wo der Arzt zu prüfen hat, was er dem Patienten *von sich aus* sagen muß. Um dafür einen Anhaltspunkt zu geben, geht die Rechtsprechung davon aus, daß der Arzt, soweit ein abweichendes Aufklärungsbedürfnis und Sonderinteressen nicht erkennbar sind, all das in die Aufklärung einzubeziehen hat, was ein „verständiger Patient" in der gleichen Situation zu erfahren wünscht (BGH, NJW 1977, 337). Zu unterrichten ist der Patient anhand dieses Maßstabs, in großen Zügen und nicht in allen Einzelheiten, warum und mit welcher Dringlichkeit der Eingriff, den der Arzt vorschlägt, indiziert ist. Dazu gehören auch die Mitteilung über die Krankheit, an der der Patient leidet und über die Gefahren, die ihm drohen, wenn die Behandlung unterbleibt (Diagnoseaufklärung).

Weiter ist er über die Art des Eingriffes, seine Erfolgsaussichten, seine notwendigen und möglichen nachteiligen Folgen sowie über die ernsthaft in Betracht zu ziehenden Behandlungsalternativen (z. B. konservative statt operative Behandlung) zu informieren, wobei an die Aufklärung über das methodische und technische Vorgehen des Arztes in der Regel nur geringe Anforderungen gestellt werden.

Bei plastischen chirurgischen Eingriffen muß der Arzt jedoch im Hinblick auf mögliche Narbenbildungen die Schnittführung und in großen Zügen die Ausführung des Eingriffs erläutern (vgl. OLG Düsseldorf, NJW 1963, 1679, für eine *Brustvergrößerungsplastik* mittels Verpflanzungen von Hautfettlappen aus dem Gesäß).

Schließlich ist der Patient auch über die Risiken des Eingriffs aufzuklären. Hier beginnen im Regelfall die Schwierigkeiten für den Arzt und die Aufklärungsmängel, die zu forensischen Auseinandersetzungen führen.

Die Risikoaufklärung

Aufzuklären ist über Risiken, die der Behandlung immanent sind, d. h. auch mit der in der konkreten Situation gebotenen Sorgfalt nicht beherrscht werden können. Nicht erforderlich ist eine Aufklärung über mögliche Schädigungen durch Sorgfaltsmängel und Behandlungsfehler. Durch solche Hinweise kann sich der Arzt nicht von der Haftung für verschuldete Zwischenfälle freizeichnen.

Bei der Intensität der Aufklärung unterscheidet die Rechtsprechung zwischen allgemeinen und eingriffsspezifischen („typischen") Risiken. An die Aufklärung über die allgemeinen Risiken, die mit jedem oder einer Vielzahl von Eingriffen verbunden sind, stellt sie nur geringe Anforderungen. Sie geht davon aus, jeder Patient wisse, daß kein Eingriff, und sei er auch noch so geringfügig, völlig gefahrlos ist. Zu den allgemeinen Risiken gehören z. B. die Infektionsgefahr und die Emboliegefahr bei operativen Eingriffen sowie die allgemeinen Narkosegefahren, es sei denn, daß die Gefahrenlage durch besondere Umstände, wie etwa Vor- und Begleiterkrankungen, deutlich erhöht ist.

Nur geringe Anforderungen stellt der BGH auch an die Aufklärung über allgemeinbekannte Eingriffe. So ließ er bei einer Appendektomie auf Frage der Patientin, ob der Eingriff gefährlich sei, die Antwort des Chirurgen, Operation sei Operation, genügen (BGH, NJW 1980, S. 633). Für die Unterrichtung über die allgemeinen Gefahren eines weniger bekannten Eingriffs hielt er den Hinweis „auch nicht gefährlicher als eine Blinddarmoperation" für ausreichend (BGHZ 29, 46; vgl. auch BGH, NJW 1976, S. 363, NJW 1980, S. 633).

Strenge Anforderungen stellt die Rechtsprechung dagegen an die Aufklärung über die eingriffsspezifischen Risiken, die bei bestimmten Eingriffen, nicht dagegen allgemein auftreten. Über solche spezifischen oder „typischen" Risiken muß der Arzt, wenn sie für die Entscheidung eines verständigen Patienten in der gleichen konkreten Situation von Bedeutung sind, auch dann aufklären, wenn sie selten oder sogar extrem selten sind (vgl. BGH, NJW 1976, S. 363; VersR 1981, 475 und die Arzthaftungsentscheidung des Bundesverfassungsgerichts, NJW 1979, S. 1925).

Im einzelnen ist die Abgrenzung zwischen den allgemeinen und den typischen Risiken jedoch unsicher. Während z. B. die „allgemeinen Anästhesiezwischenfälle" keiner näheren Aufklärung bedürfen sollen (BGH, NJW 1976, S. 365), wird das Risiko der Querschnittslähmung bei der Periduralanästhesie als spezifisches Risiko angesehen (BGH NJW 1974, S. 1422).

Als typische, der Aufklärung bedürftige Risiken einer *Brustreduktionsplastik* hat die Rechtsprechung die Gefahr postoperativer Nekrosen im Fettgewebe bzw. im Drüsenkörper angesehen mit der Folge von Narbenbildungen (OLG Bremen, VersR 1980, S. 1654; Reduktionsplastik nach der Methode „Strömbeck").

Die Anforderungen an die Intensität der Aufklärung

Relativiert werden die skizzierten Anforderungen an Inhalt und Umfang der Aufklärung durch etwaige Vorkenntnisse und Vorerfahrungen des Patienten, durch seine Intelligenz und den Bildungsgrad. Was der Patient weiß, muß der Arzt ihm nicht sagen. Vorsicht ist insoweit jedoch geboten. Es gibt eine Reihe von Prozessen, in denen auch Ärzte, die einen Behandlungsschaden erlitten hatten, ihre Klage auf Aufklärungsmängel stützten.

Von erheblicher praktischer Bedeutung ist der Grundsatz: Je notwendiger und dringender ein Eingriff ist, desto geringer sind die Anforderungen an die ärztliche Aufklärung. Kann nur ein sofortiger Eingriff das Leben des Patienten retten, so braucht der Arzt mit der Aufklärung keine großen Umstände zu machen (BGHSt 12, 379). Der Patient, der gerettet werden will, hat beim vital indizierten Eingriff keine echte Wahl.

Umgekehrt werden die Anforderungen um so strenger, je weniger notwendig ein Eingriff ist und je häufiger und gewichtiger die mit ihm verbundenen Risiken sind. Bei plastisch-ästhetischen Eingriffen, etwa bei einer operativen Vergrößerung oder Verkleinerung der Brust, hat das Risiko auffälliger Narben einen weit höheren Stellenwert als bei einer Karzinomoperation der Mamma.

Das OLG Düsseldorf stellte für die Aufklärungspflicht vor einer *Brustvergrößerungsplastik* zutreffend fest, daß „wesentlich zwischen einem (zur Wiederherstellung der Gesundheit) erforderlichen und einem nicht erforderlichen (z. B. einem kosmetischen) ähnlichen Eingriff zu unterscheiden ist" (NJW 1963, S. 1679).

Es kommt dazu, daß die plastisch-ästhetische Operation nicht eilig ist. Die Patientin hat Zeit zu einem eingehenden Aufklärungsgespräch und zu ruhiger Überlegung. Wichtig ist neben einer eingehenden Risikoaufklärung der Hinweis des Arztes, daß das erstrebte ästhetische Ergebnis nicht garantiert werden kann.

Zu berücksichtigen sind bei der Risikoaufklärung schließlich Sonderinteressen des Patienten, z. B. die Bedeutung von Narben bei einer Schauspielerin.

Die Art und Weise der Aufklärung

Die Art und Weise der Aufklärung liegt grundsätzlich im Ermessen des Arztes. Anders als das „Ob" der Aufklärung überläßt die Rechtsprechung, die Entscheidung über das „Wie" grundsätzlich dem Arzt.

Dieser Grundsatz gilt jedoch für kosmetische Eingriffe nur eingeschränkt. Das OLG Hamburg fordert in einem sehr weitgehenden Urteil, daß der Arzt vor kosmetischen Operationen, die auch bei normalem Heilungsverlauf zu deutlich sichtbaren Narben führen können, „mit schonungsloser Offenheit und Härte demonstriert, mit welchen Verstümmelungen des Körpers zu rechnen ist." Die Entscheidung der Patientin für einen kosmetischen Eingriff erfordere „nicht nur eine verstandesmäßige, sondern auch eine entsprechende emotionale Grundlage, die niemals allein durch sprachliche – seien es mündliche oder schriftliche – Umschreibungen, sondern nur durch *Bilder* vermittelt werden kann, auf denen der zu erwartende Endzustand des operierten Körpers mit den ausgeheilten Narben nüchtern und hart zu sehen ist" (MDR 1982, S. 580).

Teilaufklärung bei Aufklärungsschäden

Einer der wesentlichen Einwände der Ärzte gegen die Rechtsprechung liegt im Hinweis auf die Schäden, die sich im Widerstreit von salus und voluntas aegroti aus der Aufklärung ergeben können, sei es, daß der Patient im Hinblick auf die Risiken die Einwilligung in einen vital indizierten Eingriff verweigert oder jeden Lebenswillen verliert und vielleicht sogar sein Leben durch Suizid beendet. Im Mittelpunkt der Diskussion stand dabei die Krebsdiagnose.

Die Rechtsprechung erkennt zwar an, daß es Fälle geben kann, in denen eine Teilaufklärung genügt. Als Voraussetzung fordert sie aber, daß die volle Aufklärung zu einer ernsten und nicht behebbaren Gesundheitsschädigung führen (BGH NJW 1971, S. 1888) oder den Heilerfolg konkret gefährden würde (BGHZ 29, 46/56 und 176/184).

Eine Brustamputation darf keinesfalls unter Berufung auf therapeutische Rücksichtnahme ohne hierauf bezogene Einwilligung der Patientin durchgeführt werden (vgl. OLG Stuttgart, VersR 1956, 427).

Die praktische Bedeutung der Frage darf aber wohl nicht überschätzt werden. Die strengen Anforderungen der Rechtsprechung an einen Verzicht auf Aufklärung wegen drohender Aufklärungsschäden gibt noch keinen Anlaß, vor dem „Tod durch Aufklärung" zu warnen (Carstens, Chirurgie 1980, 415). Offenbar wissen die meisten Krebspatienten über ihren Zustand auch ohne Eröffnung der Diagnose Bescheid und inzwischen vertreten viele Ärzte die Auffassung, daß der Patient die Diagnose kennen sollte, um ihn zur erforderlichen Mitarbeit aktivieren zu können.

In der Art und Weise, wie der Arzt bei der Aufklärung des Patienten vorgeht, läßt ihm die Rechtsprechung weitgehend freie Hand. Sie geht davon aus, daß er den Patienten nicht mit der nackten Krebsdiagnose konfrontiert, sondern ihn vorsichtig an die Wahrheit heranführt.

Aufklärung bei inkurablen Leiden

Die Aufklärung über die Diagnose im Rahmen der Eingriffsaufklärung ist strikt zu unterscheiden von der Aufklärung des Patienten bei inkurablen Leiden mit infauster Prognose. Soweit nicht spezifische Gründe zur Mitteilung der Wahrheit zwingen, etwa weil der Patient noch wichtige Dispositionen zu treffen hat, ist dem Arzt die barmherzige Lüge erlaubt, die dem Kranken nicht jede Hoffnung nimmt.

Tendenzen zur defensiven Aufklärung

Die Rechtsprechungsgrundsätze sind insgesamt gesehen so flexibel, daß sie nicht zu einer inhumanen Aufklärung der Patienten zwingen. Sie fördern aber wegen der Unsicherheit der Abgrenzung die Tendenz zur Totalaufklärung. Wer vorsichtig verfahren will, bezieht auch die Risiken in die Aufklärung ein, bei denen zweifelhaft ist, ob sie noch unter den Begriff der typischen Risiken fallen.

Die Rechtsprechung trifft der Vorwurf, daß sie den Ärzten, wenn es um die Abgrenzung der aufklärungsbedürftigen Fakten geht, Steine statt Brot gibt und damit die Tendenz zu einer Totalaufklärung fördert. Andererseits kann aber nicht verkannt werden, daß die Rechtsprechung nur Leitlinien aufstellen kann. Es gibt wegen der großen Variationsbreite der ärztlichen Eingriffe keine Patentrezepte und keine mathematischen Formeln, nach denen sich der Inhalt und Umfang der Aufklärungspflicht in jedem Einzelfall exakt bestimmen ließe, und es kann sie nicht geben.

Wachsmuth und *Schreiber* raten den Ärzten angesichts der Gefahr eines Abgleitens in eine Totalaufklärung, sie sollten sich nicht an die Anforderungen der Rechtsprechung halten, sondern nach ihrem Gewissen entscheiden (vgl. Mitteilungen d. Deutschen Gesellschaft für Chirurgie 2/1981, 35f. und Chirurg 6/1980, 413).

Der Arzt, der diesem Rat folgt, setzt sich jedoch der Gefahr einer Bestrafung wegen vorsätzlicher Körperverletzung und Schadensersatzansprüchen aus, für die seine Haftpflichtversicherung nicht einsteht. Zudem muß der Krankenhausarzt mit einer fristlosen Kündigung seines Arbeitsverhältnisses rechnen, weil er durch seinen Arbeitsvertrag verpflichtet ist, die Anforderungen der Rechtsprechung zu beachten.

Das Konzept der Stufenaufklärung

Der Verfasser schlägt demgegenüber eine pragmatische Lösung in Form einer „Stufenaufklärung" vor, die dem Arzt helfen soll, den Anforderungen der Rechtsprechung zu genügen, ohne seine Patienten zu überfordern. In Merkblättern werden in laienverständlicher Sprache alle die Informationen zusammengefaßt, über die der „verständige Patient" oder auch der Durchschnittspatient erfahrungsgemäß bei den einzelnen Standardeingriffen informiert werden will. Aufgrund der Basisinformation durch das Merkblatt kann der Patient entscheiden, ob er im Aufklärungsgespräch weiterführende Fragen stellen oder bewußt darauf verzichten will. Daß es außer den aufgeführten Risiken noch weitere seltene und seltenste sowie geringfügige Risiken gibt, wird im Merkblatt ausdrücklich erwähnt.

Die Aufklärung über die individuellen Umstände der Erkrankung und der vorgesehenen Behandlung ist dem Aufklärungsgespräch vorbehalten.

Die Merkblätter sollen das Gespräch vorbereiten, sie können und wollen es nicht ersetzen.

Trotz millionenfacher Verwendung der Merkblätter ist bisher kein Fall bekannt, in dem noch Schadensersatzansprüche wegen Aufklärungsfehlern erhoben wurden.

Sehr viel weniger verbreitet als in den USA ist in der BRD die Aufklärung mit Hilfe von Filmen.

Die Dokumentation der Aufklärung

Die Rechtsprechung fordert weder die Schriftform für die Einwilligung des Patienten noch eine schriftliche Aufklärungsbestätigung. Da der Arzt aber im Schadensersatzprozeß die Aufklärung des Patienten beweisen muß, ist er auf eine Dokumentation angewiesen, die ihm diese Beweisführung ermöglicht.

Abzuraten ist von der Vereinbarung mit den Patienten, in denen der Arzt seine Haftung für schuldhafte Behandlungsfehler ausschließt. Es ist unter mehreren Aspekten zweifelhaft, ob die Rechtsprechung solche Vereinbarungen als rechtswirksam anerkennt. (Deutsch, VersR 1974, 301/306; Eser-Koch, DtschÄBl. 36/1981, 1673/1676).

Bezugsliteratur zu Kapitel 7.3

Deutsch: Theorie der Aufklärungspflicht des Arztes, ethische und rechtliche Grundlagen der Information des Patienten, VersR 1981, S. 293

Franzli: Die Beweisregeln im Arzthaftungsprozeß, 1982

Giesen: Arzthaftungsrecht im Umbruch, Juristenzeitung 1982, Nr. 10, 11, 13, S. 345ff, 391ff, 448ff

Laufs: Arztrecht, 2. Aufl. 1978

Laufs: Grundlagen und Reichweite der ärztlichen Aufklärungspflicht, in: Jung/Schreiber, Arzt und Patient zwischen Therapie und Recht, 1981, S. 71

Narr: Ärztliches Berufsrecht, 2. Aufl.

Tempel: Inhalt, Grenzen und Durchführung der ärztlichen Aufklärungspflicht, NJW 1980, S. 609

Weissauer, Hirsch: Rechtsfragen in Gynäkologie und Geburtshilfe, in: Klinik der Frauenheilkunde, 1982, S. 481

Weissauer: Aufklärungspflicht des Chirurgen, Info. Chir. 6/1977, 84

Weissauer: Die Aufklärungspflicht des Gynäkologen aus rechtlicher Sicht, in: Die heutige Problematik der operativen Gynäkologie, Nürnberger Symposion, 1977, S. 105

Weissauer: Aufklärungspflicht bei gynäkologischen Karzinomen und vor einer Strahlenbehandlung, gynäkol. Praxis 2/1978, 193

Weissauer: Aufklärungspflicht und Beweissicherung in der plastischen Chirurgie, Klinikarzt 6/1977, 40

Ergänzende Literatur, zusammengestellt vom Übersetzer

1. *Babayan, R.*: Mammareduktionsplastik nach Strömbeck. Hamburger Ärzteblatt (1976) 383
2. *Babayan, R.*: Subkutane Austauschmastektomie. Hamburger Ärzteblatt (1980) 124
3. *Bässler, R.*: Pathomorphologie und Indikation in der plastischen Chirurgie der Brustdrüse. Plast. Chir. 3 (1979) 65
4. *Bockelmann, P.*: Sorgfaltspflicht bei plastischen Operationen. Plast. Chir. 1 (1977) 49
5. *Bohmert, H.*: Brustkrebs und Brustrekonstruktion. Internat. Symposium München 1980. Stuttgart: Thieme 1982
6. *Brückner, H.*: Standardisierung der Korrekturplastiken von Makromastien und Mammaptosen. Zbl. Chir. 98 (1973) 817
7. *Brückner, H.*: Fehler und Gefahren bei Mammaplastiken. Zbl. Chir. 100 (1975) 1266
8. *Bunjes, W. E.*: Medical and Pharmaceutical Dictionary Englisch-German, 4th Edition, Stuttgart: Thieme 1981
9. *Ehrhardt, H. E.*: Der Arzt im Spannungsfeld von Medizin, Ethik und Recht. Deutsches Ärzteblatt 79 (1982) Heft 18, Seite 75 und Heft 19, Seite 70
10. *Höhler, H.*: Die Reduktionsplastik der weiblichen Brust. Plast. Chir. 2 (1978) 68
11. *Höltje, W.-J.*: Die freie Fettgewebstransplantation mit mikrochirurgischer Gefäßanastomose im Tierexperiment. Habilitationsschrift, Quintessenz Verlags-GmbH, Berlin 1980
12. *Kleinewefers, H.*: Ärztliches Verhalten und seine Rechtsfolgen. Deutsches Ärzteblatt 79 (1982) 51
13. *Lawin, P., Huth, H.*: Grenzen der ärztlichen Aufklärungs- und Behandlungspflicht aus medizinischer und rechtlicher Sicht. Deutsches Ärzteblatt 79 (1982) Heft 12, 58 und Heft 13, 51
14. *Lemperle, G.*: Die Behandlung von Silikonprothesen für den Wiederaufbau oder die Vergrößerung der weiblichen Brust. Die Schwester/Der Pfleger 18 (1979) 82
15. *Mühlbauer, W., Olbrisch, R.*: The Latissimus Dorsi Myocutaneous Flap for Breast Reconstruction. Chir. Plast. (Berl.) 4 (1977) 27
16. *Mühlbauer, W.*: Zur Problematik der subkutanen Mastektomie. Plast. Chir. 103 (1978) 781
17. *Maillard, G. F.*: Modellierende Mammektomie mit freier Verpflanzung der Areola. Plast. Chir. 5 (1981) 102
18. *Przybilski, R.*: Spätresultate nach Mamma-Reduktionsplastik mit T- oder L-Schnitt. Plast. Chir. 5 (1981) 93
19. *Schrudde, J.*: Subkutane Mastektomie und Rekonstruktion. Plast. Chir. 5 (1981) 208
20. *Strömbeck, J. O.*: Mammaplasty: Report of a new Technique based on the two-pedicle Procedure. Birt. J. Plast. Surg. 13 (1960) 79
21. *Vaupel, E., Gorkisch, K.*: Behandlung von Strahlenschäden: plastisch-chirurgische Probleme. Diagnostik 13 (1980) 304
22. *Wildhagen-Héraucourt*: Englisch-Deutsches Wörterbuch. Brandstetter Verlag Wiesbaden: 1973 (Nachdruck)

Stichwortverzeichnis

Areola
- Anatomie 5
Asymmetrie der Brust
- Korrektur 107 f.
Aufklärung, Art und Weise 195
- bei inkurablen Leiden 196
-, Dokumentation der 197
-, Intensität der 195
Aufklärungsfehler 192
Aufklärungspflicht, ärztliche 193
Aufklärungsschäden 195
Augmentationsplastik 15 f.
-, abdominaler Zugang 26
-, areolärer Zugang 25
-, axillärer Zugang 26
- bei Agenesie 28, 40
- - postparataler Atrophie 29, 40
-, inframammärer Zugang 19–24, 40
-, Historisches 16–29
-, Komplikationen 30–40
- -, Blutung und Hämatom 31
- -, Infektion 32
- -, Kapselfibrose 32–40, 89
- -, Übergröße des Implantats 30
-, psychosozial 179
-, operative Technik 19
-, postoperative Immunobilisierung 45
-, psychische Probleme 177
-, psychische Störungen, postoperativ 182
-, psychosoziale Indikationsstellung 179
-, Schnittführung 19
-, stat. Behandlung 45

Behandlungsfehler 192
Bluttransfusion 78, 127
Brust
-, Anatomie 1–13
-, Beziehungen zur Muskulatur 2
-, Embryologie 1
-, Faszien 4
-, Gefäßversorgung 7–10
-, Innervation 6
-, Maße und Umfang 2
- Topographie 2
Brustasymmetrie s. Asymmetrie

Durchwanderungsperforation 128, 147

Grundlagen, rechtliche 192

Hautnekrosen 18, 128, 137, 147
Hohlwarze
-, Rekonstruktion 41

Hypermastie
-, asymmetrische 108, 119
-, Kombination mit Hypomastie 108, 109, 111
-, unilaterale 108, 111
Hypomastie
-, asymmetrische 108, 119
-, Kombination mit Hypomastie 108, 109, 111
-, unilaterale 108, 109

Implantate
-, auffüllbar 26, 29
-, doppellumig 26–29
-, Fixierungspatch 26, 40
-, gelgefüllt 26, 40
Informed
-, Lonsent 187 f.

Latissmus-dorsi-Lappen 165
-, Anatomie 166
-, Indikationen 166
-, operative Technik 166
Lymphabfluß 11–13

Mamille
-, akzessorische 2
-, Anatomie 1
-, Entwicklung 1
-, Inversion
Mamillenersatz 147, 156, 161
Mammachirurgie, juristische Aspekte 192
Mammometer nach Tegtmeier 121
Mastektomie
-, postop. psychische Probleme 184
-, praeop. psychische Probleme 182
-, subkutane 122 f.
-, - Indikationen 142
- - Verfahren 124
Mastopathia, chron. Cystica 122 f.
-, - -, apokrine Metaplasie 122
-, - -, einzeitiges Vorgehen 124
-, - -, Ganghyperplasie 122, 123
-, - -, Historisches 122
-, - -, Indikationen 142
-, - -, Komplikationen 128, 137
-, - -, und Ptose 135
-, - -, Verfahren nach Demsey und Latham 130
-, - -, zweizeitiges Vorgehen 133
Mikromastie 17, 26, 28, 46
Milchgangssystem 4

Patientenaufklärung 187 f.
Poland-Syndrom 108, 110

Ptose 87f.
–, bei erhaltenem Drüsenkörper 95
–, –, Komplikationen 89
–, Korrektur 87
–, Sekundärkorrektur 89
–, Verfahren nach Dufourmentel-Mouly 64, 87

Reduktionsplastik 48f.
–, Behandlung von Komplikationen 68
–, Historisches 48
–, kombinierte Verfahren 79
–, Komplikationen 64
–, Resektion 68, 71
–, – mit freiem Mamillentransplantat 49f.
–, – – – –, Komplikationen 67
–, – – – –, Schnittführung 79
–, – – – –, Technik 49f.
– Transposition der Mamille 64
–, – – – –, Indikationen 64
–, – – – –, Komplikationen 64, 67
–, Verfahren nach Mc Kissock 64, 66, 68
–, – – Penn 64, 66

Reduktionsplastik, Verfahren nach Strömbeck 64, 65, 68
–, – – Thorek 48, 49, 68, 80
–, Wundverschluß 77
Rekonstruktion nach radikaler Mastektomie 143
– bei freiem Transplantat 164
– bei querem Schnitt 148
– bei senkrechtem Schnitt
–, einzeitige Rekonstruktion 143
–, Indikationen 143, 147
–, Komplikationen 147
–, Verfahren nach Cronin 144, 146
–, – – Hoehler 144, 145
–, – – Millard 144, 146
–, – – Perra 144
–, zweizeitiges Vorgehen 144
  s. auch unter Latissmus dorsi-Lappen
Risikoaufklärung 194

Silikoninjektion 18, 137
Stufenaufklärung, Konzept der 196